Ankita Kale
Abhijit Deshpande
Virsen Patil

Diferentes tipos de implantes

Ankita Kale
Abhijit Deshpande
Virsen Patil

Diferentes tipos de implantes

ScienciaScripts

Imprint
Any brand names and product names mentioned in this book are subject to trademark, brand or patent protection and are trademarks or registered trademarks of their respective holders. The use of brand names, product names, common names, trade names, product descriptions etc. even without a particular marking in this work is in no way to be construed to mean that such names may be regarded as unrestricted in respect of trademark and brand protection legislation and could thus be used by anyone.

Cover image: www.ingimage.com

This book is a translation from the original published under ISBN 978-620-8-11649-1.

Publisher:
Sciencia Scripts
is a trademark of
Dodo Books Indian Ocean Ltd. and OmniScriptum S.R.L publishing group

120 High Road, East Finchley, London, N2 9ED, United Kingdom
Str. Armeneasca 28/1, office 1, Chisinau MD-2012, Republic of Moldova, Europe
Printed at: see last page
ISBN: 978-620-8-21205-6

RECONHECIMENTO

Deus Todo-Poderoso, reconhecemos a nossa dependência de Ti e imploramos as Tuas bênçãos para nós, para os nossos pais, para os nossos professores e para a humanidade.

Qualquer livro é como um sonho, cujo sucesso depende em grande parte do encorajamento e das diretrizes de muitos outros. O sonho começa com um professor que acredita em nós, que nos puxa e empurra e nos conduz ao patamar seguinte, por vezes espetando-nos com um pau afiado chamado "verdade". Gostaria de agradecer ao meu orientador**, o Dr. Abhijit Deshpande Sir**, HOD & Professor, Department of Prosthodontics and Crown & Bridge, Tatyasaheb Kore Dental College & Research Centre, pelo seu enorme apoio, ajuda e supervisão atenta. É uma honra ter um professor assim e ficarei para sempre em dívida para com ele pela sua avaliação crítica da perfeição, que me esculpiu e me fez fazer melhor. Sou incrivelmente afortunado por ter um conselheiro como ele, que me ensinou a explorar por mim próprio e, ao mesmo tempo, me deu a orientação para recuperar quando os meus passos vacilavam. Ensinou-me a questionar pensamentos e a exprimir ideias.

Aproveito esta oportunidade para agradecer sinceramente à **Dra.**

Shilpa Kothavale, representante da direção, e ao **Dr. Harish Kulkarni,** diretor do Tatyasaheb Kore Dental College & Research Centre, New Pargaon, pelos seus conselhos atempados, pela assistência prática durante a minha pós-graduação e pela disponibilização das instalações necessárias para a realização deste trabalho de dissertação.

Aproveito também esta oportunidade para exprimir um profundo sentimento de gratidão ao **Dr. Sampath Kumar,** ao **Dr. Virsen Patil,** à **Dra. Snehal Shende,** à **Dra. Shweta Patil Metkari e** ao **Dr. Karthik,** cujas observações perspicazes e críticas construtivas foram estimulantes e me ajudaram a concentrar-me nas minhas ideias.

Devo, naturalmente, estender os meus agradecimentos aos meus colegas **Dr. Nikitesh**, **Dr. Akshata, Dr. Shwetali, Dr. Divya, Dr. Mohini, Dr. Mithileshwari, Dr. Nikhil** pela sua ajuda atempada e apoio moral nos meus momentos de desespero. Vocês têm sido um apoio constante e eu agradeço o vosso afeto sem hesitações.

Como se costuma dizer: *"Chama-lhe clã, chama-lhe rede, chama-lhe tribo, chama-lhe família. Seja o que for que lhe chames, sejas quem fores, precisas de uma".* Estou grato a Deus por me ter dado uma família tão maravilhosa. As palavras não são suficientes para exprimir a minha gratidão aos meus pais, **Sr. Shriram N. Kale e Sra. Kiran S. Kale**, e aos meus irmãos **Smita Kale e Om kale**, por terem feito de mim o que sou hoje, pela sua perseverança, pela sua luta constante e por terem sido a inspiração da minha vida desde a minha infância e por serem parte integrante da minha pós-graduação.

Dr. Ankita Shriram Kale

Índice

INTRODUÇÃO

Os implantes dentários são uma raiz de dente artificial que é colocada cirurgicamente no maxilar para ancorar a coroa do dente de substituição. São uma óptima alternativa às dentaduras tradicionais ou pontes dentárias. Com os implantes metálicos, pode ter um conjunto completo de dentes que parecem e se sentem como dentes naturais.

Os implantes são a melhor forma de manter os dentes e a linha do maxilar saudáveis e com um aspeto natural. Se os seus dentes tiverem sido removidos ou se tiver sofrido uma lesão significativa que causou a sua perda, os implantes dentários podem suportar o maxilar subjacente e evitar a reabsorção óssea. A falta de estímulo quando um dente é perdido significa que o osso de suporte no maxilar pode dissolver-se, mas os implantes dentários podem minimizar este fenómeno.

Com os implantes dentários, pode recuperar a sua confiança e o seu sorriso sem ter de se preocupar com a possibilidade de algo se soltar ou cair do sítio, como acontece com as dentaduras. Também poderá mastigar os alimentos melhor do que antes, o que o ajudará a manter um estilo de vida saudável.

Normalmente, são feitos de titânio, mas também estão disponíveis os de cerâmica para alergias e sensibilidades a metais. Além disso, também podem ajudar a suportar dentaduras ou pontes.

Existem muitos tipos de implantes dentários que deve considerar ao planear a sua cirurgia. No entanto, seria útil falar primeiro com o seu dentista, uma vez que nem toda a gente é candidata a procedimentos de implantes. As pessoas com problemas gengivais existentes, os doentes com problemas de saúde, especialmente os que sofrem de doenças auto-imunes e doenças sistémicas, podem ter de ser consultados primeiro, pois podem causar complicações. Além disso, os doentes que fumam regularmente ou utilizam produtos do tabaco têm uma taxa de insucesso dos implantes mais elevada do que os que não fumam.

PARTES DO IMPLANTE DENTÁRIO

Implante metálico ou parafuso - actua como a raiz do dente artificial que fixa o dente de substituição no lugar. O tempo de cicatrização após a cirurgia de implante é de cerca de quatro a seis meses.

Pilar - a peça metálica que liga o implante e a coroa dentária. É colocado depois de concluído o período de osseointegração. O tempo de recuperação é de cerca de duas semanas, após as quais será colocada a coroa dentária.

Coroa - são os dentes falsos que são colocados no pilar. É normalmente feita de porcelana para combinar com a cor e o aspeto dos seus dentes naturais.

TIPOS DE IMPLANTES DENTÁRIOS

Implante Endosteal

Os implantes colocados no interior do osso são designados por implantes endósteos. O pilar metálico é feito de titânio, um material biocompatível, o que significa que não irrita nem é rejeitado pelo organismo.

Estes parafusos metálicos são colocados no osso maxilar e, eventualmente, os implantes ligam-se ao osso. Depois de se terem fundido ao osso e de os tecidos moles terem passado a fase de cicatrização, será efectuada uma pequena cirurgia para instalar o pilar.

Implante subperiosteal

Os doentes que não têm osso suficiente para suportar implantes endósteos podem considerar os implantes subperiosteais uma melhor opção. O implante subperiosteal é diferente do outro método porque se situa abaixo da linha da gengiva e acima do osso maxilar, pelo que não são colocados cirurgicamente no osso natural.

TIPOS DE PRÓTESES DE IMPLANTES DIFERENTES

Implantes de um único dente

Uma das principais vantagens dos implantes dentários é o facto de poderem substituir um dente em falta e ainda proporcionar estética, conforto e função. Um único implante dentário é composto por uma coroa ligada a um pilar metálico implantado no osso maxilar ou no tecido gengival. Ao contrário das pontes dentárias que requerem a remodelação ou o desgaste dos dentes adjacentes, os implantes dentários são auto-suficientes e não danificam qualquer estrutura dentária.

O dentista ajudá-lo-á a selecionar o tamanho e a forma corretos para os seus dentes, tirando medidas precisas dos seus dentes naturais. Além disso, são concebidos para simular o aspeto e a sensação dos dentes naturais. Com um regime oral adequado, os implantes podem ser mantidos da mesma forma que os outros dentes para evitar a placa bacteriana e as cáries dentárias. Além disso, têm uma taxa de sucesso de 9798%.

Se faltarem um ou mais dentes, estes podem ser substituídos por uma coroa única suportada por implantes ou por pontes híbridas suportadas por implantes. A vantagem de ambos os tipos de opções de tratamento é o facto de oferecerem benefícios semelhantes aos pacientes que têm um único dente implantado.

Trabalho em ponte suportado por implantes

As pontes suportadas por implantes são normalmente recomendadas para pessoas que perderam vários dentes. Uma ponte dentária é fixada aos dentes de cada lado de uma lacuna, o que estabiliza e melhora a função dos dentes. Para além disso, têm o aspeto e a sensação de dentes naturais.

São muitas vezes chamadas de pontes fixas, pois como o nome indica, não há necessidade de as remover diariamente, ao contrário da prótese parcial tradicional.

Tradicionalmente, uma ponte dentária tem duas coroas em ambas as extremidades do vão de uma ponte suportada por dentes, ligadas por um dente pôntico. No entanto, os implantes dentários podem substituir os dentes em falta se o vão for demasiado longo ou se o paciente não tiver dentes saudáveis para suportar ambas as extremidades. Evita a remodelação dos dentes existentes.

Por conseguinte, os dentistas podem utilizar implantes dentários para substituir as pontes coladas tradicionais que se podem soltar quando a cola falha ou quando a raiz do dente fica danificada. Outra vantagem dos implantes é o facto de serem mais resistentes à cárie dentária do que as pontes convencionais, que deixam as estruturas dentárias para trás.

Próteses suportadas por implantes

A falta de dentes na boca provoca uma perda óssea ao longo do tempo. É então forçado a substituir estes ossos perdidos pelo plástico cor-de-rosa da sua prótese amovível, que é gradualmente substituído cada vez mais de cada vez que o aparelho amovível é renovado para contrabalançar a perda óssea contínua.

Uma prótese completa pode ser suportada e fixada com implantes. As opções são determinadas de acordo com as necessidades individuais do paciente. As sobredentaduras fixas são fixadas ao implante através de parafusos que as unem. O dentista pode removê-las para limpeza e manutenção, mas não devem ser retiradas pelos próprios utilizadores.

Além disso, as sobredentaduras também podem ser amovíveis, e alguns pacientes podem preferir esta caraterística por conveniência. As próteses são fixadas aos implantes, mas podem ser retiradas pelo paciente quando necessário.

REVISÃO DA LITERATURA

M . J. Filiaggi, N.A. Coombs, e R.M. Pilliar (1991)[76] Este estudo ilustra os benefícios e a necessidade de uma abordagem a vários níveis para avaliar e melhorar estas interfaces de substrato metálico cerâmico pulverizado por plasma. Foi feita uma tentativa de caraterizar a interface metal-cerâmica que constitui uma parte importante do sistema Ti-6A1-4V revestido com HA pulverizada a plasma e que pode, de facto, representar o elo mais fraco em implantes com este tipo de design de superfície. Um dos pontos importantes elucidados neste estudo foi a ligação potencialmente fraca que existe nesta interface, tal como sugerido pelo teste de ligação por tração. Além disso, o primeiro teste de resistência à fratura do sistema HA/Ti-6A1-4V, utilizando o teste de barra curta modificado, indicou um comportamento potencialmente frágil na interface metalo-cerâmica, embora não tenham sido atribuídos valores absolutos de resistência ao sistema. Este sistema de implante é, assim, particularmente sensível a defeitos na interface induzidos pelo processo de pulverização de plasma ou durante a manipulação do implante aquando da inserção. A tenacidade da interface deve, por conseguinte, ser considerada juntamente com a resistência na conceção global destes sistemas de implantes.

Alan Balfour, BSBE, a e Gary R. O'Brien (1995)[18] estudaram que os três designs com diferentes conexões protéticas foram avaliados com os respectivos pilares de um único dente relativamente à integridade estrutural e à fadiga cíclica. O implante octogonal interno foi a conexão mais fraca sob carga de impacto fora do eixo e carga lateral, e o implante hexagonal externo tornou-se irremediável sob carga lateral. No geral, verificou-se que o desenho do hexágono interno proporcionava o grau mais elevado de estabilidade de um único dente. Este facto foi atribuído à maior resistência do material do implante de liga de titânio em comparação com o implante de titânio CP mais macio, e ao hexágono de encaixe mais longo e cónico de 1 grau do pilar.

Hansson et al (1996)[14] Estudou um dispositivo de fixação, para utilização num sistema de implantes dentários, do tipo que tem uma parte superior com uma superfície exterior cónica alargada. A superfície exterior cónica alargada é dotada de uma micro-rugosidade definida, orientada circunferencialmente, de preferência sob a forma de fios ou pérolas, com uma altura entre 0,02 e 0,20 mm e, de preferência, aproximadamente 0,1 mm. E concluiu que, na forma de realização preferida, a distância entre os fios ou contas adjacentes, de crista a crista, é aproximadamente o dobro da altura dos fios ou contas, respetivamente.

Michael R. Norton (1999)[29] Estudou que o pilar de parafuso cónico demonstrou diminuir o micromovimento, reduzindo o peso do afrouxamento e da fratura do componente. No entanto, a preocupação anedótica com a soldadura a frio das articulações de parafuso cónico na conceção do implante foi identificada como uma fonte potencial de falta de recuperabilidade. E concluiu que, para níveis clinicamente relevantes de binário de aperto, não se prevêem problemas no que respeita à recuperabilidade.

R. Steven Boggan, J. Todd Strong, Carl E. Misch, Martha Warren Bidez,(1999)[34] examinaram a influência dos factores de design, tais como o diâmetro da plataforma e a altura do hexágono, na resistência mecânica e na qualidade do ajuste da interface implante-pilar. E concluiu que a viabilidade mecânica de uma ligação íntima pilar/implante num sistema de implante dentário com hexágono externo. Os testes de fadiga por flexão compressiva cíclica demonstraram que o sistema de implante baseado na densidade óssea (implante, pilar e parafuso do pilar) era igual ou superior a conexões protéticas alternativas, como um hexágono interno ou externo. As micrografias SEM documentaram o ajuste íntimo dos componentes do sistema Maestro.

Jaime L. Lozada, Nobutaka Tsukamoto, Alvaro Farnos, Joseph Kan, Kitichai Rungcharassaeng(2000)[4] 8 discute um protocolo cirúrgico e protético modificado para colocar implantes em pacientes completamente desdentados. Métodos de trabalho pré-cirúrgico, prostodôntico, técnica de transferência de impressões, provisionalização e colocação de acessórios. Concluiu que o impacto psicológico nos pacientes sob o protocolo de carga imediata é extremamente positivo quando comparado com o protocolo tradicional. E os princípios de osteointegração são redefinidos com a compreensão de um protocolo de carga adequado, em contraste com uma fase de cicatrização sem carga que é um pré-requisito para prever a implantologia dentária.

Ameen Khraisat, Roxana Stegaroiu, Shuichi Nomura, Osamu Miyakawa,(2002)[30] estudaram o efeito do desenho da articulação na resistência à fadiga e no modo de falha de 2 sistemas de implantes de um só dente: Brânemark e ITI, nos quais são utilizadas uma articulação hexagonal mediada e uma interface implante/pilar cónica interna de 8 graus, respetivamente. Concluindo esse estudo in vitro, podem ser tiradas as seguintes conclusões: Para o sistema Brânemark, apesar de a geometria e a composição do parafuso do pilar terem sido modificadas, o parafuso foi o elo mais fraco nos conjuntos de implantes. A junção entre as partes sem rosca e com rosca do parafuso do pilar foi o ponto crucial para todos os espécimes testados na presença de reabsorção óssea simulada. Para o sistema ITI, a junta cónica interna implante/pilar mostrou uma resistência à fadiga superior à junta de topo mediada por hexágono. A dispersão de tensões na interface da articulação pode ser a razão para a elevada resistência a cargas laterais repetidas. Para ambos os sistemas de implantes, embora o ambiente intra-oral não tenha sido completamente simulado neste estudo, a ausência de falha do cimento sob carga lateral repetida pode aumentar as vantagens da utilização de coroas retidas por cimento para aplicações de implantes de um único dente.

Indira G. Sahiwal, Ronald D. Woody, Byron W. Benson, Guillermo E. Guillen(2002)[68] estudou a morfologia do desenho macro de implantes dentários endo-ósseos para ajudar os médicos a identificar estes implantes a partir da sua imagem radiográfica. Concluiu que muitos implantes têm perfurações, ranhuras, câmaras apicais e roscas que influenciam a imagem radiográfica do implante. Algumas caraterísticas podem ser únicas e permitir o reconhecimento de produtos específicos, mas muitas caraterísticas podem confundir a interpretação de uma imagem de implante. Esta confusão resulta do facto de o mesmo implante poder produzir várias imagens, dependendo da relação da caraterística em questão com o feixe radiográfico. Assim, este projeto foi realizado para aumentar essa base de conhecimentos, documentando as caraterísticas básicas de conceção de implantes selecionados. Esta informação deverá ajudar na identificação de implantes a partir das suas imagens radiográficas.

Indira G. Sahiwal, Ronald D. Woody, Byron W. Benson, Guillermo E. Guillen (2002)[70] estudou a identificação radiográfica de implantes dentários endo-ósseos não roscados, que ajudaria os dentistas a identificar corpos de implantes não roscados a partir das suas imagens radiográficas. Concluiu que a identificação de implantes não roscados desconhecidos é mais fácil para o médico dentista. A capacidade de estimar a angulação da radiografia pode melhorar o julgamento clínico sobre a comparabilidade das radiografias aquando da recolha e ajudar a confirmar o assentamento do pilar e/ou da prótese.

Jennifer T. Steigenga, Khalaf F. Al-Shammari, Francisco H. Nociti, Carl E. Misch, Hom-Lay Wang(2003)[3] estudaram o desenho dos implantes dentários e a sua relação com o sucesso dos implantes a longo prazo. O objetivo desta revisão é avaliar os efeitos dos aspectos biomecânicos da conceção dos implantes dentários na qualidade e resistência da osseointegração, na interface osso-implante e nas suas relações com o sucesso a longo prazo dos implantes dentários. A conceção de engenharia dos implantes baseia-se em muitos factores inter-relacionados, incluindo a geometria do implante, as propriedades mecânicas e a estabilidade inicial e a longo prazo da interface implante-tecido. Concluiu-se que é imperativo desenvolver uma maior compreensão dos parâmetros que determinam o sucesso a longo prazo dos implantes. A conceção de um implante ideal requer a integração de factores materiais, físicos, químicos, mecânicos, biológicos e económicos. O sucesso do implante é principalmente uma função dos biomateriais e dos factores biomecânicos. O objetivo da investigação sobre implantes continua a ser o desenvolvimento de um implante que possa ser colocado de forma simplificada para se osteointegrar num período tão curto quanto possível.

Além disso, deve ser fiável e relativamente pouco dispendioso.

Kivanc Akca, Murat Cavit Cehreli , Haldun Iplikcioglu (2003)[38] Avaliar as caraterísticas mecânicas do complexo implante-pilar de um implante de diâmetro reduzido com cone morse. Concluíram que esta propriedade é favorável, uma vez que pode reduzir as complicações mecânicas na articulação implante-pilar. No entanto, a espessura reduzida do metal à volta do parafuso do pilar resulta numa flexão desfavorável do implante sob forças oblíquas. Os diâmetros dos parafusos dos pilares de 3,3 e 4,1 mm de diâmetro são os mesmos. No entanto, a espessura do metal que envolve o parafuso do pilar é aumentada nos implantes de 4,1 mm de diâmetro. Assim, para reduzir o risco de fracturas do implante, recomenda-se que o diâmetro do implante de diâmetro reduzido seja aumentado ou que o diâmetro do parafuso do pilar seja diminuído.

Asbjorn Jokstad, Urs Braegger, John B. Brunski, Alan B. Carr, Ignace Naert, Leuven, Ann Wennerberg (2003)[73] estudaram a qualidade dos implantes dentários e concluíram que a influência dos materiais dos implantes dentários, da geometria e da topografia da superfície no desempenho clínico é limitada e não é particularmente sólida do ponto de vista metodológico.

J. P. GENG, Q. S. MA (2004)5[3] estudaram a análise de elementos finitos de quatro configurações de forma de rosca num implante de parafuso escalonado e concluíram que as configurações de rosca em V (V) e de rosca quadrada grande (S2) parecem ser adequadas para utilização num projeto de implante de parafuso escalonado, mas a forma de rosca fina (T) deve ser fortemente evitada e a forma de rosca quadrada pequena (S1) não é satisfatória. A distribuição da tensão no osso cortical não afecta grandemente as configurações da forma da rosca. A diferença de tensão no osso cortical não parece ser muito influenciada pelas posições de restrição do tipo de suporte entre os vários modelos de rosca. No entanto, as restrições mínimas de suporte permitem uma diferenciação mais clara da imagem da tensão entre os diferentes tipos de parafusos escalonados na interface osso trabecular-implante.

Michael P. Hanggi, Daniel C. Hanggi, John D. Schoolfield, Jurg Meyer, David L. Cochran e Joachim S. Hermann (2005)[12] estudaram as alterações da crista óssea à volta dos implantes de titânio e concluíram que o desenho do implante com o colar coronal liso mais curto não apresentava qualquer perda óssea adicional e pode ajudar a reduzir o risco de uma margem de implante metálica exposta em áreas de preocupação estética. E não existe perda óssea adicional na crista quando se colocam implantes com o rebordo rugoso do implante ao nível da crista óssea, exibindo uma porção coronal maquinada mais curta, em oposição a uma porção coronal ligeiramente maior, durante um período de 3 anos após a colocação do implante.

Cynthia S. Petrie , John L. Williams (2005)[47] faz a avaliação comparativa dos desenhos dos implantes: influência do diâmetro, comprimento e conicidade nas deformações na crista alveolar numa análise tridimensional de elementos finitos e concluiu que, para minimizar a deformação peri-implantar na crista do osso alveolar, um implante largo e relativamente longo, sem conicidade, parece ser a escolha mais favorável. Os implantes estreitos e curtos com conicidade na região da crista devem ser evitados, especialmente em osso de baixa densidade.

Jae-Hoon Lee, Val Frias, Keun-Woo Lee e Robert F. Wright (2005)[6] 1 estudaram o efeito do tamanho e da forma dos implantes nas taxas de sucesso dos implantes e concluíram que a maior disponibilidade de implantes de diferentes tamanhos e formas torna muitas vezes confusa a seleção do desenho de implante mais adequado. A utilização de implantes largos é limitada pela largura do rebordo residual e pelos requisitos estéticos para um perfil de emergência natural; os implantes de diâmetro estreito são indicados quando o local proposto para o implante tem menos de 5 mm de diâmetro. A utilização de implantes curtos não tem sido recomendada porque se considera que as forças oclusais devem ser dissipadas numa grande área de superfície do implante para evitar tensões excessivas na interface. A forma da raiz dos implantes tem mais influência na distribuição das tensões no osso de suporte à volta de cada implante do que o tamanho do implante.

Y. Maeda, T. Satoh & M. Sogo (2006)[1] 7 estudaram as diferenças das concentrações de tensão para as ligações implante-pilar hexagonais internas e externas e concluíram que as fixações com hexágono interno mostraram uma distribuição de força amplamente distribuída até à ponta da fixação, em comparação com as de hexágono externo. E a menor tensão na área cervical do sistema hexagonal interno contribui para a preservação óssea, enquanto a maior tensão na área da ponta pode ser um dos factores de risco para a reabsorção óssea ou fratura do dispositivo.

Heba Abuhussein ,Giorgio Pagni ,Alberto Rebaudi, Hom-Lay Wang (2010)[4] estudaram o efeito do padrão das roscas na osteointegração dos implantes e concluíram que a geometria das roscas afecta a distribuição das forças de tensão em torno do implante. Um passo de rosca reduzido pode influenciar positivamente a estabilidade do implante. O excesso de ângulos de hélice, apesar de uma inserção mais rápida, pode comprometer a capacidade dos implantes para suportar a carga axial. As roscas mais profundas parecem ter um efeito importante na estabilização em situações de pior qualidade óssea. A adição de roscas ou microroscas até ao módulo da crista de um implante pode dar um potencial contributo positivo no contacto osso-implante, bem como na preservação do osso marginal.

Joao Pedro Aloise , Ricardo Curcio, Marcia Zorello Laporta, Liliane Rossi (2010)[3] 6 estudou a fuga microbiana através da interface implante-pilar de implantes cone morse e concluiu que havia turvação da solução, indicando a descoberta de crescimento bacteriano dentro dos conjuntos 48 h após a incubação. A fuga microbiana foi ainda comprovada através da análise da suspensão para detetar a presença de Streptococcus sp. Nenhum dos controlos de esterilidade estava contaminado. A frequência de fuga bacteriana ao longo da interface implante-pilar, com os dois sistemas de implantes cónicos morse diferentes, foi de 20% das montagens de cada sistema, mostrando fuga bacteriana ao longo da interface implante-pilar.

Pattapon Asvanund e Steven M. Morgano (2011)[1] 6 avaliaram a análise fotoelástica de tensões das conexões implante-pilar externas versus internas e concluíram que o ponto de carga causou uma distribuição direta de tensões relativas ao nível da conexão implante-pilar. Foram geradas mais tensões ao nível da conexão implante-pilar pela conexão implante-pilar externa do que pela conexão implante-pilar interna, quando a prótese foi carregada anterior e unilateralmente. E não houve diferenças nas tensões geradas ao nível apical dos implantes em ambos os pontos de carga e não carga.

N . Fernandez-formoso , B.Rilo, M.J. Mora, I. Martinez-Silva (2012)[7] avaliação radiográfica da manutenção do osso marginal em torno do implante ao nível dos tecidos e do implante ao nível do osso: um ensaio controlado aleatório com um seguimento de 1 ano e concluiu que existia uma diferença estatisticamente significativa na perda de osso marginal entre o grupo de controlo e o grupo de teste, que era aproximadamente 0,38 mm superior para o grupo de controlo.

A. D. Gupta, A. Verma, T. Dubey, S. Thakur (2017)[87] concluíram que o implante basal moderno tem um design sofisticado mas simples, um protocolo cirúrgico e é um sistema amigo da prótese. Estas propriedades levaram vários profissionais de todo o mundo a incluir a implantologia basal nas suas práticas e, até à data, este sistema tem apresentado resultados bastante positivos.

Patel K, Madan S, Mehta D, Shah SP, Trivedi V, Seta H.(2021)[88] concluíram que os implantes basais são uma excelente alternativa aos aumentos ósseos de risco e permitem uma carga imediata na maioria das circunstâncias. Tornam os tratamentos com implantes dentários disponíveis, seguros e acessíveis, mesmo para fumadores e pacientes com diabetes controlada e periodontite crónica destrutiva.

Dantas, T.; Madeira, S.; Gasik, M.; Vaz, P.; Silva, F.(2021)[89] faz ensaios clínicos sobre implantes análogos à raiz personalizados e concluiu que o jato de areia ou o condicionamento ácido na superfície do implante parece ser eficaz na promoção da osteointegração do implante; a adição de macro-retenções na superfície do implante induz um efeito positivo na distribuição de tensões no osso que circunda o implante.

A colocação imediata de implantes pode ser considerada bem sucedida em RAI, exceto se não existirem contra-indicações clínicas; a realização de alguns RAI com caraterísticas específicas na sua superfície, nomeadamente a incorporação de macro-retenções, revelou-se bem sucedida, sem sinais de infeção, periodontite ou hemorragia durante os períodos de acompanhamento.

Polido WD, Machado-Fernandez A, Lin WS, Aghaloo T (2023)[90] dá indicações de implantes zigomáticos, em pacientes sem osso alveolar adequado para os quais seria indicado um enxerto ósseo faseado, para implantes ou enxertos convencionais previamente falhados, preferência do paciente por uma abordagem sem enxerto em vez de uma abordagem de enxerto faseado, pacientes que foram submetidos a ressecção maxilar secundária a patologia, pacientes que sofreram perda parcial ou total do osso maxilar devido a trauma e em pacientes com deformidades congénitas que levaram à ausência de osso maxilar, como a fenda palatina.

Bedrossian E, Brunski J, Al-Nawas B, Kammerer PW (2023)[91] dá os princípios biomecânicos dos implantes zigomáticos e concluiu que a maxila é o suporte primário quando os implantes zigomáticos são colocados sob cargas funcionais. Para estabilizar o implante zigomático tanto na crista alveolar maxilar como no osso zigomático aquando da colocação, deve ter-se o cuidado de preservar o alvéolo da crista para permitir a estabilização bi-cortical da plataforma do implante zigomático. A prótese provisória, bem como a prótese final, deve sempre fazer uma tala de arco cruzado dos implantes zigomáticos posteriores com os implantes pré-maxilares para uma distribuição de força favorável sob cargas funcionais. A carga do implante zigomático não esplintado não é recomendada.

HISTÓRIA

Atualmente, a medicina dentária centra-se na substituição fixa de dentes perdidos, dando grande prioridade à aparência estética e à função confortável. Com mais retenção de dentes e o avanço da idade dos pacientes que procuram cuidados, o dentista é mais frequentemente confrontado com dentes desgastados, fracturados e migrados, oclusões falhadas ou colapsadas e áreas parcialmente edêntulas de um ou mais dentes.

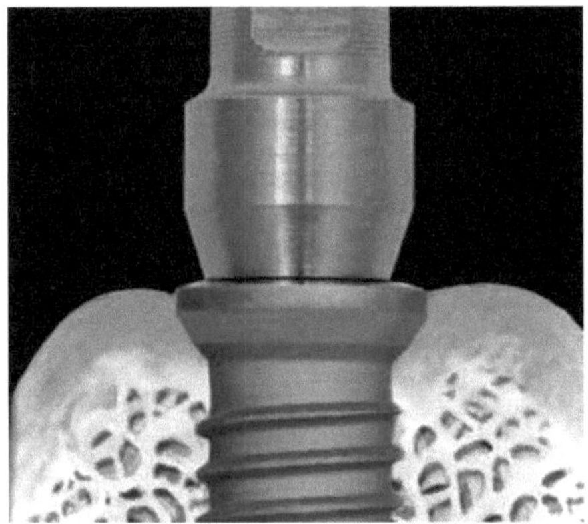

Com uma frequência cada vez maior, os implantes dentários são uma opção ou um método de tratamento preferido. Já não são considerados experimentais, os implantes dentários têm atualmente taxas de sucesso mais elevadas do que muitas terapias dentárias tradicionais, tais como pontes, restaurações em dentes comprometidos e terapia endodôntica. Por conseguinte, é adequado que a terapia com implantes seja considerada mais frequentemente, com um movimento para extrair o dente doente mais cedo do que no passado. A preservação e a regeneração óssea tornaram-se prioridades no planeamento do tratamento e na tomada de decisões clínicas. Com a tecnologia atual, é muitas vezes mais razoável extrair o dente doente ou comprometido - mesmo quando existem terapias para prolongar a retenção do dente, para que o osso possa ser retido ou cicatrizado, e um implante possa ser colocado num ambiente previsível com uma elevada taxa de sucesso.

O Dr. Branemark introduziu técnicas modernas de implantes e a noção de osteointegração com exposição ao mercado norte-americano em dezembro de 1984. Na altura, as técnicas centravam-se no paciente ou arcada dentária totalmente edêntulos. Os implantes dentários e os pilares de restauração foram concebidos para a fixação de próteses removíveis ou próteses fixas modificadas. Seguiu-se a adaptação para suportar próteses tipo ponte, mas apenas após alguns anos. Atualmente, a maioria das próteses implanto-suportadas destina-se a áreas parcialmente desdentadas e a prótese final assemelha-se a uma ponte fixa. As próteses de arcada completa, fixas ou amovíveis, continuam a ser muito comuns. Mas as soluções para desdentados parciais são mais numerosas.

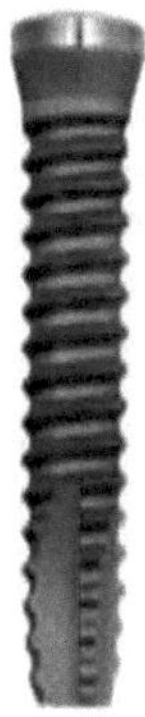

Esta diversidade cada vez maior de restaurações deu origem à necessidade de novos desenhos de implantes e de diversas conexões de pilares. A versatilidade e a flexibilidade da utilização dos implantes tornaram-se uma prioridade, e os implantes de utilização única são menos adequados. Os implantes de uma só peça têm os seus limites. Os implantes submersíveis de "duas peças" são muito mais versáteis e adaptáveis.

Atualmente, procuram-se soluções de implantes para pacientes mais jovens. A escolha do implante tem de se adequar à utilização atual planeada e a qualquer utilização futura que possa surgir como uma necessidade depois de outras patologias dentárias terem afetado a dentição. Aprendemos que os implantes integrados têm uma expetativa de serviço a longo prazo. Este serviço a longo prazo, que abrange décadas de vida dos nossos pacientes, pode sugerir circunstâncias e necessidades clínicas diferentes. Pode ser muito benéfico mudar o pilar de um implante para alterar a natureza de uma ligação ao implante. Esta flexibilidade está ausente nos implantes de uma só peça e de utilização única que surgiram nos últimos anos.

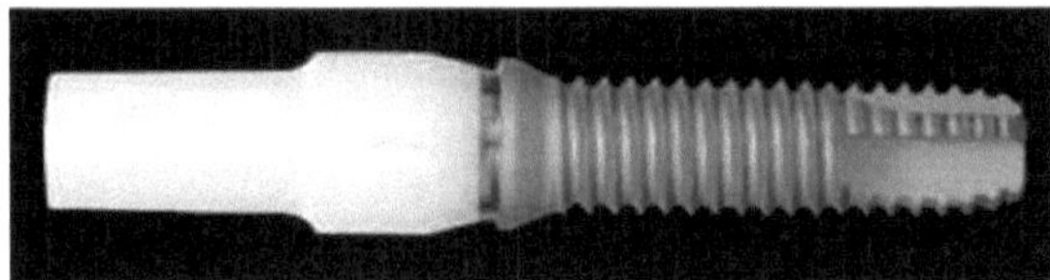

A área da junção do implante ao pilar tem de ter uma configuração anti-rotacional e de indexação. Nos primeiros anos, esta era uma configuração hexagonal externa. Atualmente, no entanto, existe uma preferência por conexões internas. Estas são mais estáveis, com menos casos de parafusos soltos e menos necessidade de manutenção. A ligação interna permite uma profundidade muito maior de interbloqueio dos segmentos, com uma indexação e retenção mais seguras.

As tecnologias de superfície dos implantes evoluíram para beneficiar a osteointegração e a estabilidade, bem como a resistência da integração. As superfícies rugosas provaram ser melhores do que as superfícies mais lisas e maquinadas na integração precoce e na resistência à remoção do torque. No entanto, verificou-se que as superfícies mais rugosas albergavam bactérias, levando a falhas crónicas dos implantes devido a peri-implantite induzida por bactérias. Atualmente, as superfícies gravadas com ácido surgiram como o grau de rugosidade preferido. As superfícies rugosas com ácido proporcionam uma maior área de superfície e contorno para contacto e integração óssea. No entanto, as mesmas superfícies não são propícias à colonização e contaminação bacteriana.

A parte cervical do implante registou uma evolução significativa. Nos primeiros anos, todo o implante era em titânio maquinado. Com o advento da texturização da superfície, assumiu-se a necessidade de um colar maquinado na porção cervical dos implantes para permitir a adaptação dos tecidos periodontais e a manutenção. Na maioria dos casos, verificou-se que o osso recuava para a área da junção rugosa-lisa. Recentemente, tem-se verificado uma maior retenção óssea quando a porção cervical do implante é texturada como o resto do corpo do implante.

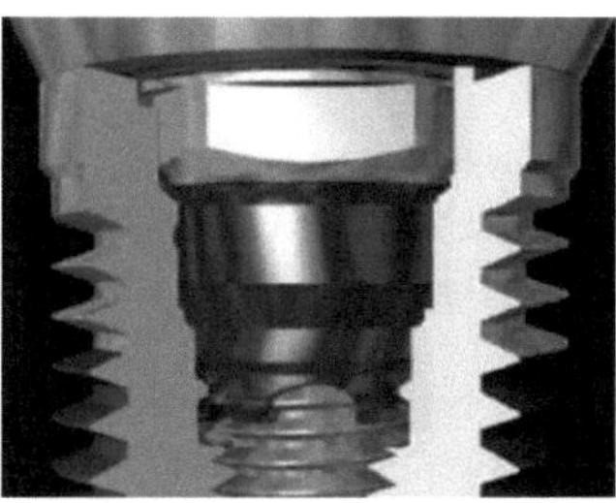

A área da ligação, ou o espaço entre o pilar e o implante, também registou uma evolução. Tem-se dado ênfase à qualidade do encaixe na área da interface entre o pilar e o implante, na qual se suspeitava que o microgap entre as duas superfícies de contacto causava a remodelação da crista óssea. Atualmente, sabe-se que haverá sempre alguma remoção de osso da crista na área do microgap, independentemente da discrepância entre as partes. No entanto, uma técnica para alterar a posição do microgap através da lateralização dos diâmetros relativos dos componentes parece eficaz para minimizar o impacto do microgap na remodelação do osso. Especificamente, trata-se de colocar um pilar de menor diâmetro na plataforma do implante

Isto desloca o microgap medialmente, para longe da periferia do implante, e o osso na periferia é menos afetado. O que parece um desajuste demonstrou uma menor remodelação óssea e uma redução da perda óssea da crista.

A fixação funcional ao corpo do implante é efectuada pelo pilar, que é um componente que liga o implante à porção dentária da prótese. Para obter o amplo grau de flexibilidade e versatilidade que é apropriado na restauração de implantes, devem estar disponíveis várias opções de pilares. Alguns pilares permitem o encaixe de aparelhos de sobredentadura. Outros pilares fixam aparelhos de sobredentadura aparafusados. A ligação de coroas semelhantes a dentes, ou de uma série de coroas deste tipo, exigirá ainda diferentes pilares. Alguns terão caraterísticas personalizadas, tais como margens com formas individuais ou margens fixas para as coroas. Os pilares pré-angulados e personalizados permitem o paralelismo e a correção da emergência. Os pilares de longa duração podem ser fabricados em metal ou cerâmica, enquanto os pilares provisórios podem ser em metal ou plástico.

Com esta gama de utilizações e necessidades desejadas, é adequado um sistema de implantes de grande versatilidade e flexibilidade.

O corpo do implante apresenta uma anatomia comprovada com a superfície Osseotite, com todo o comprimento do implante a apresentar a superfície rugosa gravada com ácido. A porção cervical do implante tem a plataforma expandida para permitir a troca de plataforma, utilizando um pilar de diâmetro suficiente para resistir a fraqueza ou fratura, ao mesmo tempo que lateraliza eficazmente o microgap.

Este implante é um conjunto de duas peças, permitindo uma cirurgia de uma ou duas fases. Este implante, aqui apresentado com um pilar de cerâmica, permite uma cicatrização submersa, uma cirurgia de uma fase ou uma carga imediata. Isto também permitirá a mudança do pilar se as necessidades clínicas futuras forem diferentes da utilização atual do implante.

O implante tem a conexão interna Certain, que é profunda, indexada e forte, com um "clique" audível aquando do assentamento do pilar. Os componentes estão codificados por cores para facilitar a seleção e a utilização, aqui mostrados como a secção azul do pilar (Fig. 4, à direita). Na ilustração, existem três zonas amarelas na conexão interna de 4 mm de profundidade. A zona amarela mais coronal é a área do hexágono anti-rotacional. A zona amarela média é a área da zona hexagonal sobreposta para os pilares angulados. A zona amarela mais profunda é a zona de clique para um determinado encaixe.

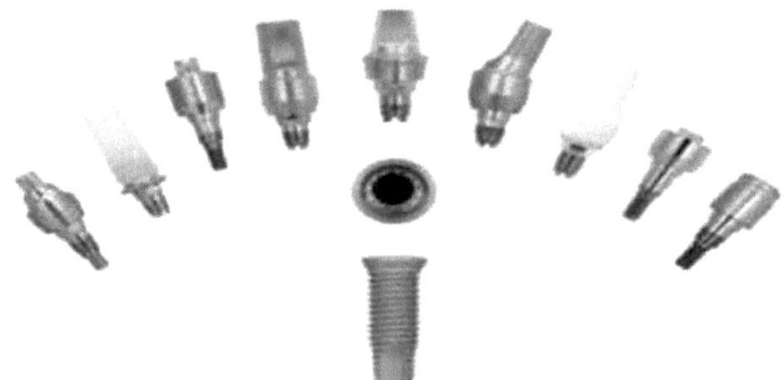

A versatilidade é demonstrada pelas opções de pilares rectos ou angulados, pilares protéticos fixos ou removíveis, pilares de margem maquinada ou de margem personalizada, pilares de várias alturas, pilares temporários ou permanentes e pilares de titânio ou cerâmica.

Para cumprir as diversas funções que podem ser solicitadas aos implantes dentários hoje e no futuro, é importante que o desenho dos implantes reflicta a flexibilidade e a versatilidade dessa diversidade.

CLASSIFICAÇÃO DOS IMPLANTES DENTÁRIOS

CLASSIFICAÇÃO COM BASE NO DESENHO DO IMPLANTE

1. **Implante endosteal**

   Um dispositivo que é colocado no osso alveolar e/ou no osso basal da mandíbula ou maxila. Transecta apenas uma placa cortical.

   a) Implantação de lâminas

      Consiste em placas finas, em forma de lâmina, inseridas no osso.

   b) Implante de estrutura de ramus

      Dispositivo de aço inoxidável em forma de ferradura de cavalo. Inserido na mandíbula de uma almofada retromolar para a outra. Passa pela zona da sínfise anterior.

   c) Forma de raiz implan tada

      Concebida para imitar a forma do dente. Para uma distribuição direcional da carga.

2. **Implante subperiosteal**

   Colocada diretamente sob o periósteo que cobre o córtex ósseo.

3. **Implante transosteal**

   Outros nomes - implante ósseo em grampo, implante mandibular em grampo, implante transmandibular, combina os componentes subperiosteal e endosteal e penetra em ambas as placas corticais

4. **Implantes intramucosos**

   Inserido na mucosa oral. A mucosa é utilizada como local de fixação para as inserções metálicas.

CLASSIFICAÇÃO COM BASE NO MECANISMO DE FIXAÇÃO DO IMPLANTE

LFibrointegração
Proposto pelo Dr. Charleswiess. Encapsulamento completo do implante com tecidos moles. A interface dos tecidos moles pode assemelhar-se às fibras periodontais altamente vasculares da dentição natural.

2. **Osteo-integração**
Contacto direto entre o osso e a superfície do implante carregado. Descrito por Branemark. Também podem ser utilizados materiais bioactivos que estimulam a formação de osso.

CLASSIFICAÇÃO COM BASE NO DESENHO MACROSCÓPICO DO CORPO DO THEIMPLANT

1. **Implantes dentários cilíndricos**
Sob a forma de cilindro. Depende do revestimento ou do estado da superfície para proporcionar retenção microscópica e ligação ao osso. Introduzido ou batido numa zona óssea preparada. Reto, cónico ou cónico.

2. **Implantes dentários roscados**
A superfície do implante é roscada, para aumentar a área de superfície do implante. Isto resulta na distribuição de forças num maior volume ósseo peri-implantar.

3. **Platô - implantes dentários**
Implante em forma de planalto com ombro inclinado

4. **Implantes dentários perfurados**
Os implantes de material de membrana microporosa inerte (mistura de acetato de celulose) em contacto íntimo com a camada de material de folha metálica perfurada (titânio puro) e suportada por esta

5.Implantes dentários sólidos
São de secção transversal circular, sem respiradouro ou cavidade no corpo.

6. Implantes dentários ventilados

Trata-se de um implante cilíndrico revestido a hidroxiapetite, cuja ranhura vertical patenteada que liga as aberturas apicais foi concebida para facilitar o assentamento e permitir o crescimento ósseo para evitar a rotação.

7. Implantes dentários ocos

Desenho oco na parte apical. Perfurações sistematicamente dispostas nos lados do implante. Aumento da superfície de ancoragem.

CLASSIFICAÇÃO COM BASE NA SUPERFÍCIE DO IMPLANTE

1. Implante de superfície lisa

Tem uma superfície muito lisa. Para evitar a retenção de placa microbiana, é essencial uma superfície lisa.

2. Implantes de superfície maquinada

Para uma melhor fixação do implante ao osso, a superfície do implante é maquinada.

3. Implante de superfície texturada

Os implantes de aumento da rugosidade da superfície da área à qual o osso se pode ligar.

4.Implante de superfície revestida

A superfície do implante é coberta por um revestimento poroso. Os materiais utilizados para o revestimento são o titânio e a hidroxiapatite.

CLASSIFICAÇÃO COM BASE NO MATERIAL DO IMPLANTE

1. **Implante metálico**

O material mais utilizado atualmente é o titânio. Outros implantes metálicos são o aço inoxidável, a liga de cobalto-crómio-molibdénio e o vitálio.

2. **Implantes cerâmicos e revestidos a cerâmica**

Estes materiais são também utilizados para revestir implantes metálicos. Estas cerâmicas podem ser pulverizadas por plasma ou revestidas para produzir superfícies bioactivas.

3. **Implante polimérico**

Sob a forma de polimetilmetacrilato e politetrafluoroetileno. Têm sido utilizados apenas como adjuvantes da distribuição de tensões juntamente com implantes, em vez de serem utilizados como implantes por si só.

4. **Implantes de carbono**

Composto por carbono e aço inoxidável. Módulo de elasticidade equivalente ao do osso e da dentina. A fragilidade leva à fratura.

IMPLANTES DE FORMA RADICULAR/CONCEPÇÃO DE IMPLANTES ENDÓSSEOS

Os implantes endósseos ou em forma de raiz são concebidos com muitas caraterísticas complexas e é importante compreender a lógica biomecânica e o seu significado clínico. Foram publicados inúmeros estudos que analisam as forças exercidas sobre um implante e a forma como este interage com o osso em resposta a essas forças. Estas considerações biomecânicas desempenham um papel vital na sobrevivência a longo prazo de um implante.

Estes implantes de forma radicular são de vários tipos, dependendo da sua macrogeometria e microgeometria.

A) Baseado na Macrogeometria

I. Módulo Crestal
II. Ligação do pilar do implante
III. Corpo do implante
IV. Ápice do implante

B) Baseado na microgeometria

I. Caracterização aditiva

II. Caracterização subtractiva

III. Caracterização aditiva e subtractiva combinada

A) COM BASE NA MACROGEOMETRIA

I. MÓDULO CRESTAL

É a parte do implante que encaixa na crista do osso e foi concebida para aceitar os componentes protéticos. Este componente tem como função transferir a maior parte da carga oclusal a ser colocada no osso circundante. Se o módulo da crista for concebido para ser colocado ao nível da superfície óssea, chama-se um implante ao nível do osso e se o módulo da crista for concebido para extrudir 2-3 mm acima do osso, chama-se um implante ao nível dos tecidos. A superfície oclusal do módulo de crista tem uma plataforma sobre a qual o pilar assenta e transfere a sua carga oclusal.

A ligação implante-pilar num módulo de crista pode ter as seguintes caraterísticas:

- Componente anti-rotativo em forma de estrela ou hexágono que pode segurar o pilar e impedir a sua rotação.

- Esta ligação pode ser efectuada dentro do corpo do implante (ligação interna/hexágono interno) ou fora do corpo do implante (ligação externa/hexágono externo).

- Muitas empresas concebem o módulo crestal com uma superfície lisa para reduzir a acumulação de placa bacteriana.

- Algumas empresas dispõem de micro-fios para favorecer a fixação gengival. O benefício clínico desta caraterística ainda não foi comprovado.

- O comprimento do módulo da crista (0,5 a 5 mm) varia consoante as diferentes empresas de implantes.

O módulo crestal pode ser descrito com base nas seguintes caraterísticas:

- Desenho da gola
- Forma
- Superfície

- Presença de microfios
- Tipo de ligação do pilar do implante

1. **Desenho do colarinho**

O colo do implante não foi concebido de forma ideal para suportar cargas. Com base no design do colo, os implantes podem ser classificados em:

- **Reto ou com faces paralelas:** Esta é a forma mais comum de colarinho.
- **Colarinho divergente ou alargado:** Produz a menor quantidade de stress no osso da crista e é biologicamente mais compatível. Isto deve-se provavelmente ao aumento da área de superfície. Um colar divergente proporciona um perfil de tecido mole relativamente melhor.
- **Convergente ou cónico:** Esta conceção tem uma distribuição de tensões mais favorável.

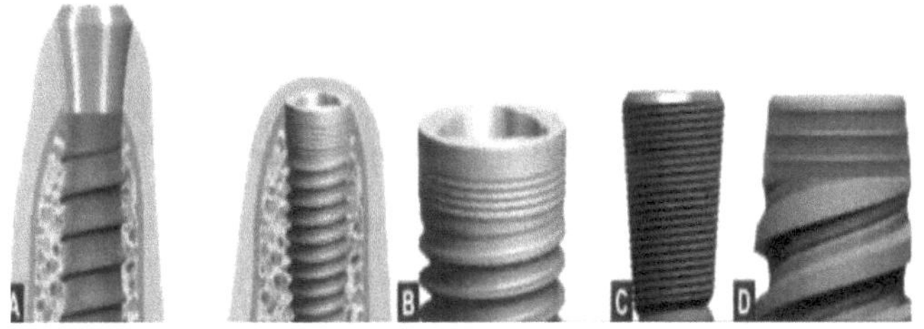

Fig: (A) Imagem que mostra a diferença entre um implante ao nível dos tecidos e ao nível do osso; (B) Desenho do módulo da crista paralelo; (C) Desenho do módulo da crista divergente; (D) Desenho do módulo da crista convergente.

2. **Forma do colarinho**

A. **Desenho reto**

O design de módulo de crista reto ou plano é o design de módulo de crista de implante mais comummente fabricado. No entanto, com o advento da mudança de plataforma, outros perfis de colo estão a tornar-se mais comuns. Estes módulos da crista podem ser polidos ou tratados à superfície. Podem também ter microtrincas para melhorar a integração dos tecidos moles. O padrão de distribuição de tensões neste desenho é estático, o que significa que não aumenta nem diminui a distribuição de forças na área da crista. Misch e Bidez, em 1999, verificaram que o desenho do módulo da crista paralelo produzia muita tensão de cisalhamento na região da crista, causando assim perda óssea. Eles observaram que a angulação do módulo da crista em 20° diminuía a quantidade de perda óssea.

B. Design recortado

- O desenho foi patenteado por Peter S Woehrle em 2001
- O design recortado foi o primeiro e último design comercializado pela Nobel Biocare® como Nobel Perfect
- O desenho segue os contornos tridimensionais do osso.
- A ideia do desenho é preservar o osso interproximal e evitar os entalhes em triângulo negro entre as restaurações.
- A área de aposição de tecido mole recortada permite o desenvolvimento da largura biológica à volta de todo o colo do implante.
- Do ponto de vista protético, o desenho recortado é mais estético.

Este desenho pretende que o ombro de um implante seja colocado acima do osso na área proximal para minimizar a perda óssea e mais baixo nos aspectos vestibular e lingual. Assim, existe um compromisso estético mínimo devido à exposição de um colo de implante em situações com altura gengival diferencial entre os aspectos faciais e proximais de um local de implante.

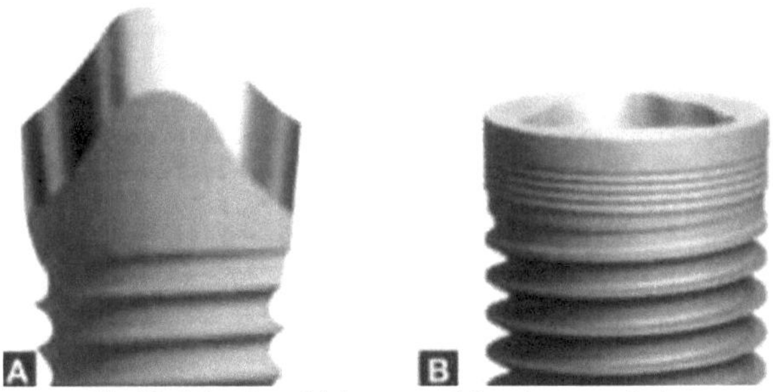

Fig. Modelos de módulos com crista reta e recortada

3. Tamanho do colarinho

Geralmente, o módulo da crista é concebido para ter um diâmetro ligeiramente superior ao do corpo do implante. Este facto tem as seguintes vantagens:

- Melhora a estabilidade inicial dos implantes.
- Evita a entrada de bactérias e de tecido fibroso, selando o local da osteotomia.
- Diminui a concentração de tensões.

4. Superfície do colarinho

O módulo da crista pode ter uma superfície lisa ou rugosa. O conceito anterior era ter sempre um colarinho liso para facilitar a limpeza e a manutenção. No entanto, os colares lisos produziam uma maior força de cisalhamento devido à baixa área de superfície. Isto levou a uma perda óssea marginal frequente.

Uma vez que a maioria dos implantes são implantes ao nível do osso, a necessidade de uma superfície lisa e de fácil manutenção tornou-se desnecessária. Por conseguinte, os módulos de crista de superfície rugosa tornaram-se mais comuns. Além disso, a profundidade do sulco inicial de um implante é de 3 mm, ao passo que as cerdas da escova só conseguem alcançar 0,5 a 1 mm, tornando o módulo da crista inacessível para limpeza.

A rugosidade da superfície é criada pelo mesmo processo utilizado para tratar o corpo do implante e foi descrita em pormenor na secção de caraterização da superfície. Algumas empresas têm caraterísticas adicionais, tais como microtrincas, para melhorar a osteointegração ao nível da crista.

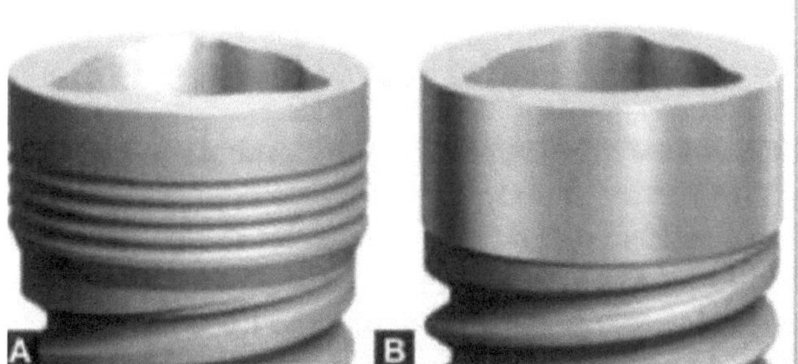

Fig. A. Colarinho não polido B. Colarinho polido

5. Microthreads

- Trata-se de pequenas ranhuras colocadas no módulo da crista para melhorar a área de superfície da interface osso-implante perto da crista. '

- As microtrincas foram introduzidas pela primeira vez para preservar o osso marginal e os tecidos moles que rodeiam o implante. Ajudam a manter a altura da crista óssea, dissipando as cargas oclusais (principalmente verticais).

- As microtramas podem ter as seguintes formas: - Horizontais - Parabólicas ou recortadas

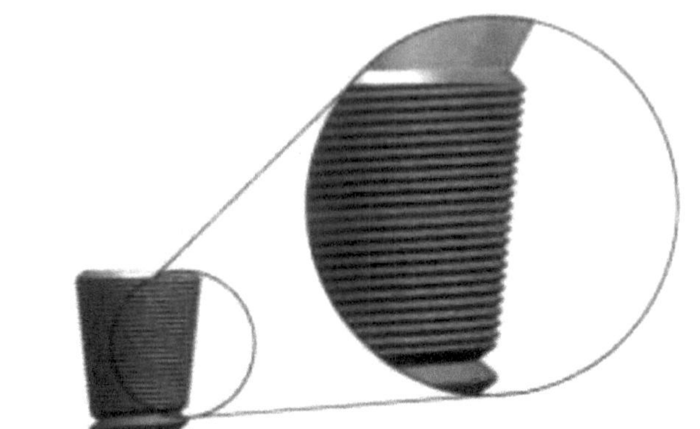

Fig. Micro-roscas na superfície do módulo crestal

II. LIGAÇÃO IMPLANTE-PILAR

A ligação implante-pilar é a junção entre o implante dentário e o seu pilar.

É um dos factores críticos determinantes da resistência e estabilidade de uma restauração implanto-suportada e tem um papel importante no sucesso do implante. Existem dois tipos de ligações implante-pilar:

- **Conexão externa:** No caso de uma conexão externa, o módulo da crista do implante tem um componente macho que encaixa no componente fêmea presente no pilar.

- **Ligação interna:** Aqui o conetor projecta-se da superfície do pilar e encaixa numa depressão na superfície do implante.

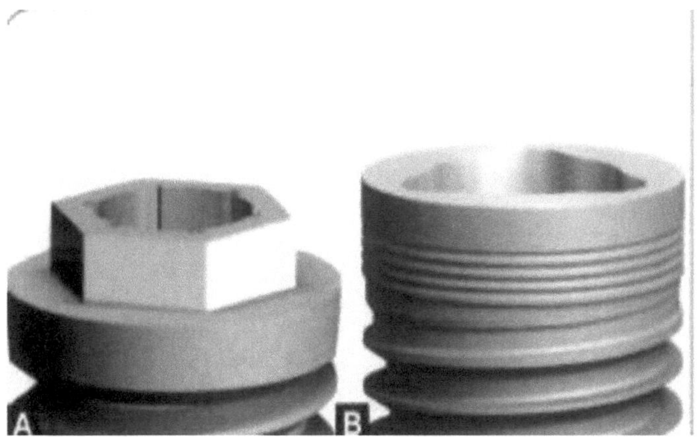

Fig. (A) Implante dentário com fixação externa. (B) Implante dentário com fixação interna.

1. **Ligação do pilar externo**

Maior estabilidade do pilar e procedimento de transferência exato. Afirma ter zero micromovimento na junção implante-pilar. [Exemplos: sistemas de implantes Spectra, Swede-Vent TL (Paragon Implant Co., Encino, CA).

- Inicialmente, todos os implantes tinham este tipo de ligação.
- A ligação projecta-se 0,7 mm para fora do módulo da crista.
- A conexão externa também serve como um acessório de transferência de binário para o suporte de fixação durante a colocação inicial do implante. (Comporta-se como uma cabeça de parafuso e o pilar encaixa como uma chave inglesa. Assim, todas as forças de rotação da coroa são transferidas para o implante).

- Desvantagens:
- Aumento da incidência de desaperto de parafusos.
- Fratura do colo - Micromoção na interface implante-pilar Existem muitos tipos de conexões externas que são descritas na secção seguinte.

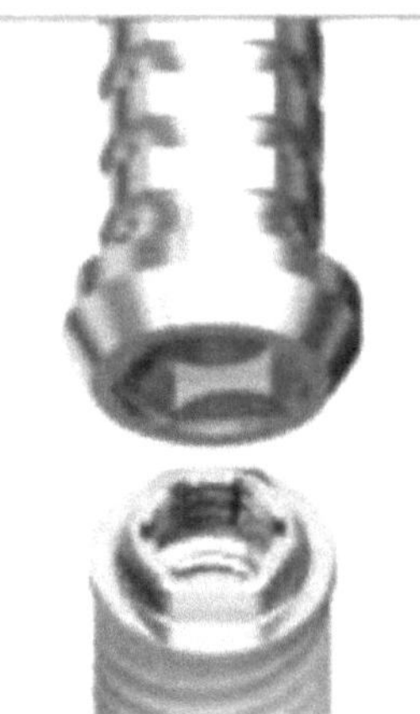

Fig. Ligação externa do pilar.

A. Hexágono cónico

- A ligação hexagonal cónica tem seis lados com um cone de 1,5 graus.
- Também tem um rebaixo de tolerância estreita correspondente ao pilar hexagonal que pode ser encaixado por fricção no hexágono.
- Este sistema é também conhecido como Hex Lock Innovation.

- Caraterísticas:

- Maior estabilidade do pilar e procedimento de transferência exato. Afirma ter zero micromovimento na junção implante-pilar. [Exemplos - Sistemas de implantes Spectra, Swede-Vent TL (Paragon Implant Co., Encino, CA)].

B. Octógono exterior

- O design do octógono externo é uma ligação implante-pilar externa de oito lados.
- Permite uma rotação de 45 graus do pilar.
- A principal desvantagem é que não é compatível com a utilização de pilares angulados e oferece pouca resistência à rotação na ligação implante-pilar.

C. Sistema de implantes dentários Spline

O sistema de implante dentário spline foi desenvolvido pela Calcitek (Calcitek, Carlsbad, CA) no ano de 1992. O sistema tem seis dentes que se projectam para fora (designados por Spline) a partir do módulo da crista do implante que corresponde às seis ranhuras apresentadas no pilar. Obtém-se uma junção implante-pilar de encaixe perfeito com uma excelente precisão de posicionamento. Uma vez que os splines não são contínuos, pode existir algum risco de fratura de dentes individuais do spline.

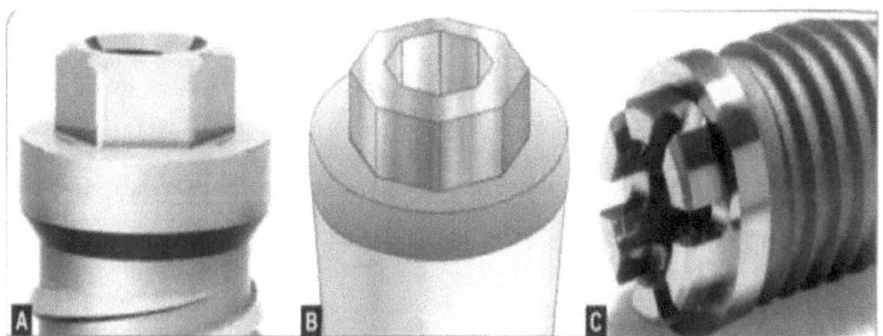

Fig. A. Hexágono cónico B. Octógono externo C. Sistema de implante dentário Spline

2. Ligações internas do pilar

- A conexão interna do pilar foi introduzida para ultrapassar as complicações clínicas que ocorriam com as conexões externas implante-pilar.
- Os primeiros implantes com ligações internas foram concebidos em 1986 pelo Dr. Gerald A Niznick da CoreVent BioEngineering e da Paragon Dental Implant Company.
- O sistema tinha uma ligação hexagonal de 1,7 mm de profundidade com um bisel de 45° de 0,5 mm de largura.

- Caraterísticas:

-Todas as forças oclusais são direcionadas para o centro do implante, pelo que este distribui as forças uniformemente.

-O encaixe da parede interna do conetor é profundo e o parafuso do pilar está bem protegido dentro do implante, impedindo a falha do parafuso (por outras palavras, a retenção é fornecida pelas paredes internas da conexão e o parafuso de retenção é passivo e não se fracturará frequentemente).

- Proporciona uma boa vedação microbiana, prevenindo assim as infecções.

- Uma conexão interna é preferível em restaurações estéticas, uma vez que existe altura suficiente para colocar o pilar.

- Também é útil em casos com espaço inter-arcos reduzido. Tipos de ligações internas de pilares:

A. Junta de encaixe passivo/deslizante (existe espaço entre os componentes correspondentes).

- 6 pontos hexagonais internos (Friadent-Frialit)
- Hexágono interno de 12 pontos (3i-Osseotite Certain)
- Tripé interno de 3 pontos (Nobel Biocare Replace Select)
- Octógono interior (Omniloc)

B. Encaixe por fricção (sem espaço entre os componentes de contacto)
Cone de bloqueio/cone deorse:

- Cone de 8 graus (ITI Straumann, 3i TG, Ankylos)
- Cone de 11 graus (Implante dentário Astra Tech)
- Canal cónico arredondado de 1,5 graus (Bicon).

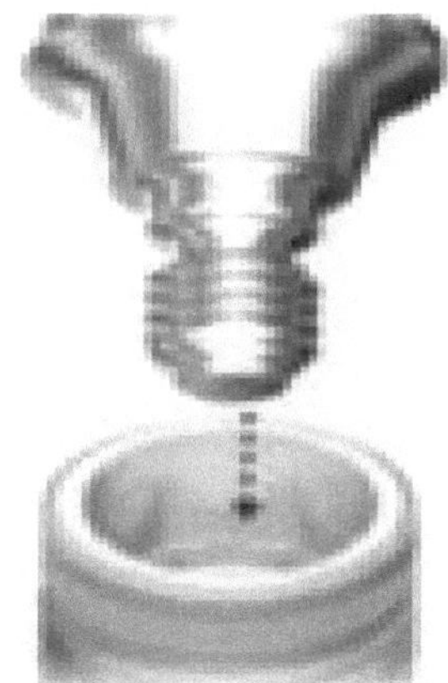

Fig. Ligação interna do pilar.

3. Mudança de plataforma

- O conceito de Platform switching baseia-se na utilização de um pilar mais pequeno do que o colo do implante.
- Foi introduzido por Richard J. Lazzara em 2006 para prevenir a perda óssea da crista.
- O diâmetro do pilar é mais pequeno do que o módulo da crista do implante. Isto afasta a junção implante-pilar (IAJ) da margem exterior do implante.
- A deslocação da JIA para o interior move as bactérias mais internamente e, por conseguinte, para longe da crista óssea, reduzindo assim a perda óssea da crista.
- Além disso, forma-se um selamento da mucosa quando a base do pilar é mais pequena do que a plataforma do implante.
- O design também ajuda a reduzir a tensão na superfície do módulo da crista.

  - A força de cisalhamento exercida sobre o osso cortical no modelo de troca de plataforma é menor do que no modo convencional.

  -Uma vez que a resposta óssea é diferente para o implante comutado por plataforma mesmo antes da carga, deve recordar-se que se trata mais de um fator biológico do que de um fator mecânico.

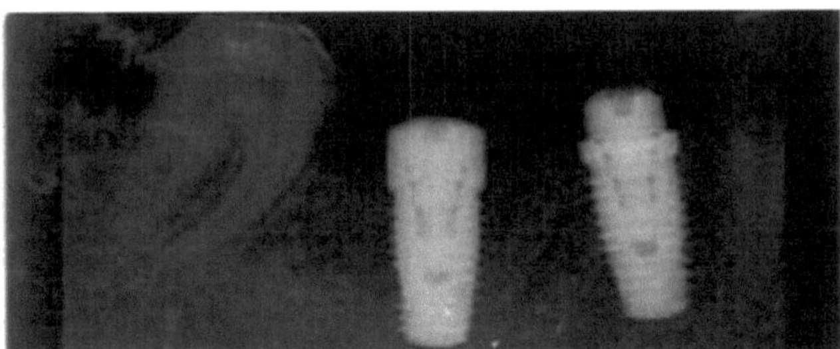

Fig. Uma bela radiografia efectuada pelo Dr. D Rosenbach que mostra uma menor perda óssea à volta da plataforma do implante trocada por um pilar mais pequeno

III. CORPO DO IMPLANTE

O corpo do implante dentário é a parte entre o módulo da crista e o ápice do implante dentário. A estrutura do corpo do implante dentário é descrita com base na sua conicidade, no desenho da rosca e noutras caraterísticas especiais.

1. **Cónico**

A conicidade do implante refere-se ao paralelismo entre as paredes do implante. Com base na conicidade do implante, existem três formas:

- **Implantes cilíndricos**: -

O diâmetro do corpo do implante é constante desde a crista até ao ápice.

- **Implantes com forma de raiz**

\- O diâmetro do corpo do implante mantém-se constante desde a crista até ao terço médio e afunila no terço apical, tal como uma raiz natural.

- **Bioimplante**:

\- O implante é fresado por medida de acordo com a forma do alvéolo de extração. A maxila e a mandíbula são digitalizadas antes da extração utilizando uma CBCT. O dente é virtualmente extraído num computador e o implante é fresado utilizando uma máquina CAD CAM.

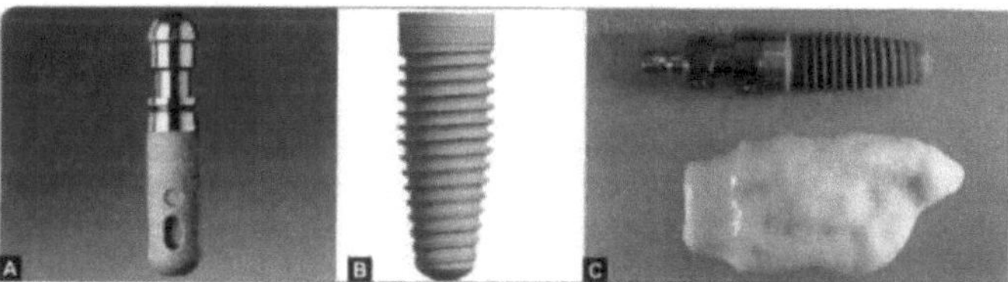

Figs. (A) Implante cilíndrico do IMZ. (B) Implante em forma de raiz. (C) Bioimplante em comparação com um implante em forma de raiz.

2. Macrogeometria do corpo do implante

Com base no desenho da rosca, os implantes podem ser

- Implantes roscados
- Implantes não roscados

A. Implantes roscados

Os implantes roscados estão disponíveis em vários modelos. Podem ser descritos com base nos seguintes parâmetros:

- Forma do fio
- Passo de linha
- Profundidade da linha
- Largura do fio
- Ângulo de face, ângulo de rosca e ângulo de flanco
- Chumbo do fio
- Contagem do início da linha
- Diâmetro da rosca

1. Forma do fio

- Com base na secção transversal da rosca, a forma da rosca pode ser de cinco tipos.

- De forma quadrada
- Em forma de V
- Design de fechadura de contraforte ou de culatra
- Contraforte invertido
- Espiral

- Rosca em rosca/ranhura em ranhura
- O objetivo da rosca na superfície do implante é, em primeiro lugar, ajudar na retenção mecânica em resultado do aumento da área de superfície para a osseointegração.
- A forma da rosca é determinada pela espessura da rosca e pelo ângulo da face da rosca. As formas de rosca disponíveis incluem: Forma de V, quadrado, contraforte e contraforte invertido. A forma da rosca determina o ângulo da face.
- Existem numerosos estudos que compararam as propriedades biomecânicas de vários modelos de roscas.

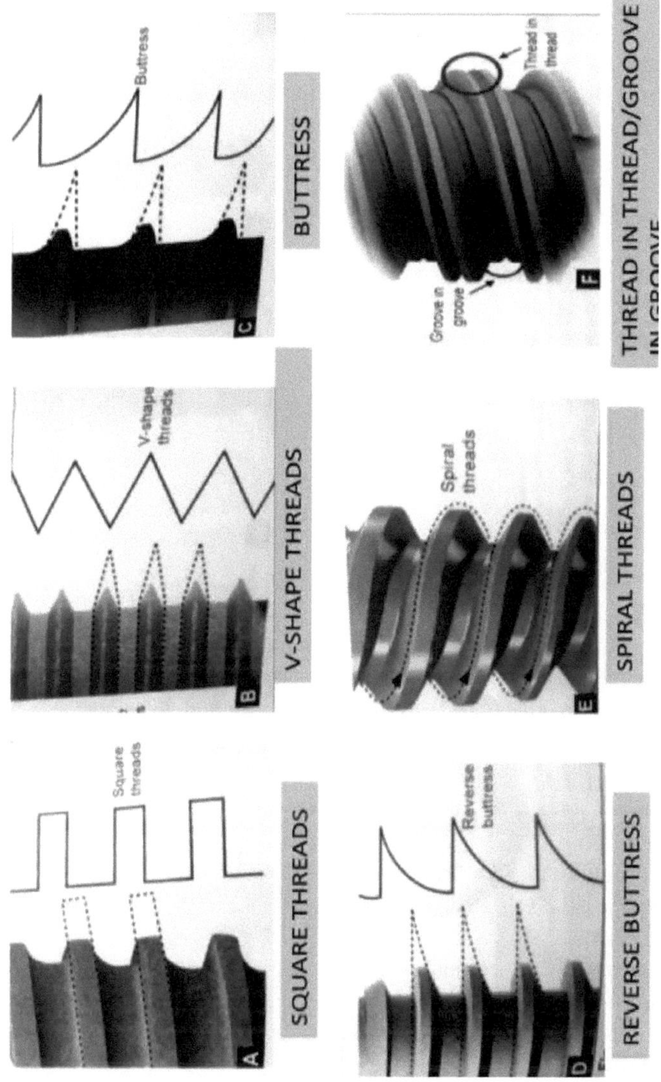

Fig. Diferentes formas de rosca

2. Passo de linha

- O passo de rosca refere-se à distância entre o centro da rosca e o centro da rosca seguinte, medida paralelamente ao eixo de um parafuso, calculada dividindo o comprimento da unidade pelo número de roscas.

3. Profundidade da linha

- A profundidade da rosca é definida como a distância entre a ponta da rosca e o corpo do implante.
- O diâmetro exterior é a largura do implante medida a partir da largura máxima da rosca.
- O diâmetro interno de um implante é a largura do implante entre as roscas.

4. Largura do fio

Antes de aprendermos sobre a largura da linha, devemos estar familiarizados com os seguintes termos. A raiz da linha designa a base da linha, enquanto a crista da linha é o vértice (ponto mais exterior) da linha.

- A largura da rosca é a largura da rosca medida na crista da rosca. Os implantes com uma maior largura de rosca enfrentam uma maior resistência durante a inserção.

5. Ângulo da face, ângulo da hélice e ângulo do flanco

- O ângulo de face é o ângulo entre uma face de uma rosca e um plano perpendicular ao eixo longo do implante.
- Dois tipos:

- **O ângulo de face coronal** é o ângulo de face formado na superfície da rosca em direção à coroa.
- **O ângulo da face apical** é o ângulo da face formado na superfície da rosca em direção ao ápice do implante.

- O ângulo de hélice é o ângulo formado entre a hélice da rosca e a linha perpendicular ao eixo longo do implante.
- O ângulo de flanco ou ângulo de rosca é o ângulo entre as superfícies faciais coronal e apical de duas roscas adjacentes.

- A rosca quadrada tem um ângulo de flanco de zero graus
- A rosca em forma de V tem um ângulo de flanco obtuso

-Numa rosca de contraforte, o ângulo de flanco é igual ao ângulo de face.

6. Chumbo do fio

É a propriedade do desenho da rosca que determina o movimento apical do implante para uma rotação completa (360°). É determinado pelo ângulo de hélice da rosca. Os implantes com um ângulo de hélice da rosca mais elevado deslocar-se-ão mais rapidamente para o interior do osso em cada rotação de 360°.

7. Contagem do início da linha

É o número de roscas que se originam a partir do módulo da crista de um implante. Num implante de rosca única, o avanço da rosca é igual ao passo da rosca (por cada 360° de rotação, o implante avançará um passo de rosca)

Num implante de rosca dupla, o avanço da rosca, que mostra o "passo da rosca", a "profundidade da rosca" e a "largura da rosca", aumenta duas vezes (passo da rosca) e, num implante de rosca tripla, o avanço da rosca aumenta três vezes. É de notar que, nos implantes de rosca múltipla, o passo da rosca é efetivamente reduzido, pelo que pode não haver um aumento líquido da velocidade de inserção do implante por rotação de 360° do ângulo da hélice.

8. Diâmetro da rosca

- O diâmetro da rosca divide-se em:
- **Diâmetro interior:** O diâmetro do implante entre a base da rosca.
- **Diâmetro exterior:** O diâmetro da largura do implante entre o ápice da rosca

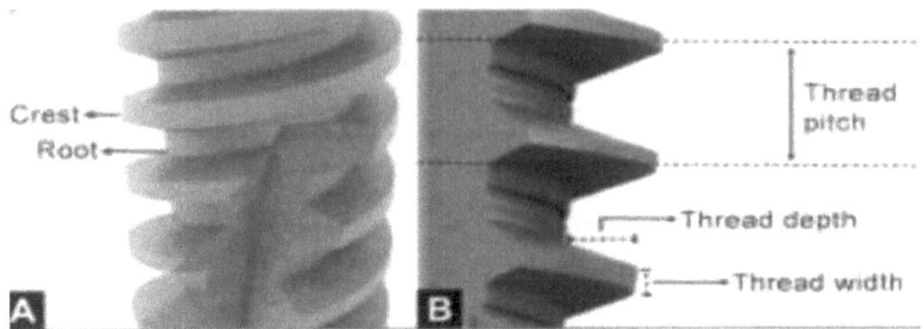

Figs. (A) Raiz da rosca e crista da rosca; (B) Implante mostrando o passo da rosca', a profundidade da rosca' e a largura da rosca'.

IV. ÁPICE DO IMPLANTE

- O ápice do implante dentário é a parte do implante que substitui o ápice anatómico do dente.
- Existem dois tipos de ápices de implantes.

A. Tipos de vértice:

- Ápice autocortante
- Ápice não cortante

1. vértice de corte automático

-Os ápices dos implantes autocortantes têm roscas no ápice que são concebidas para encaixar e cortar o osso.
- Atualmente, estes são os mais preferidos, uma vez que se encaixam bem no osso, aumentando assim a estabilidade do implante e a área de superfície para a osseointegração.

2. Ápice não cortante

-Os ápices não cortantes são vistos principalmente em implantes cilíndricos com um design de corpo não roscado. Muitos implantes roscados também são fornecidos com um ápice não cortante.

- Estes implantes têm uma abertura no ápice que ajuda a encaixar o implante no osso e também actua como uma caraterística anti-rotação.
- Atualmente, os implantes com ápices não cortantes não são utilizados devido a uma maior incidência de fracasso.

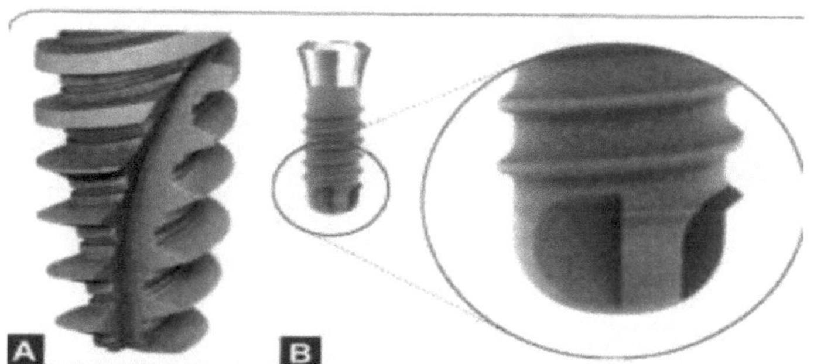

Fig. (A) Implante dentário com ápice auto-cortante. Note que as roscas são rombas em direção à crista e mais afiadas perto do ápice. (B) Implante dentário com ápice não cortante

B. Elemento anti-rotação

Os ápices dos implantes dentários têm vindo a transformar-se ao longo das últimas décadas e a maioria dos implantes mais recentes são incorporados com caraterísticas anti-rotacionais. Estas caraterísticas anti-rotativas incluem:

- Respiros de parafuso
- Caça-níqueis
- Ranhuras
- Ápice agressivo: Colocação de ranhuras num ápice de corte.

Eventualmente, quando estes implantes são colocados, observa-se um crescimento ósseo nestes sulcos, aberturas e ranhuras na região apical, impedindo assim a rotação do implante.

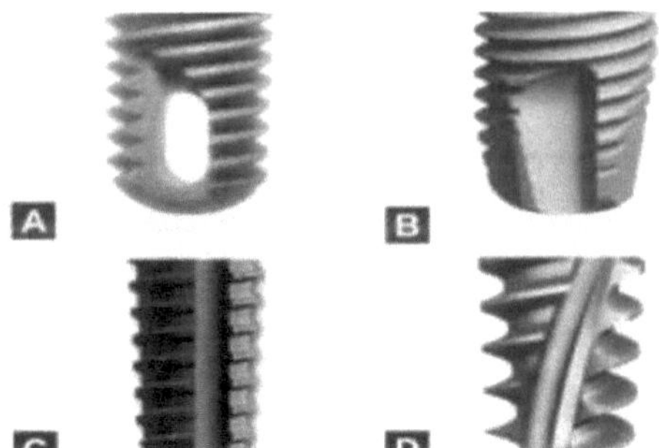

Figs. (A) Abertura do parafuso; (B) Ranhura; (C) Ranhura; (D) Ápice agressivo.

C. Desenhos e modelos apex diversos

São efectuadas determinadas modificações no ápice dos implantes dentários para melhorar as caraterísticas de retenção e estabilidade:

- Covinhas apicais: Exemplo: Implantes de sustentação
- Ranhuras com covinhas:0 Implantes de empresas
- Ranhuras contínuas com o corpo: Implantes Minimatic
- Orifícios na extremidade das ranhuras do corpo: Paragon biovent
- Furos e ranhuras alternados: Implantes Sterioss
- Ápice dividido e alargado: implantes Sargon

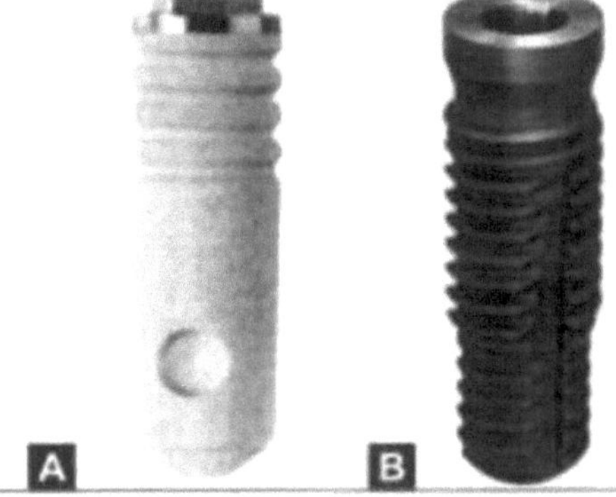

Fig. (A) Imagem de um implante sustentado com covinha apical; (B) Imagem de um implante minimatic com um sulco contínuo ao longo do seu corpo

Implante Sargon com ápice expansível

- O implante Sargon tem um design de ápice dividido com um sistema de parafuso expansor central.

- Após a colocação do implante, o parafuso central é torcido, o que alarga o ápice do implante, envolvendo assim o osso, proporcionando estabilidade primária.

- Estes implantes são utilizados principalmente em alvéolos de extração imediata e são úteis em casos de ossos D4 e D3 moles.

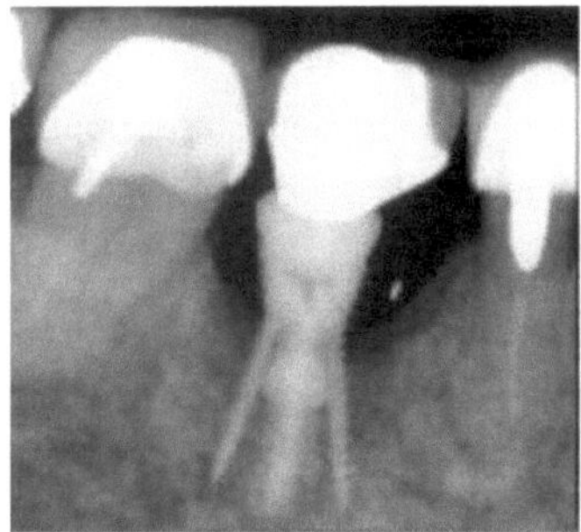

Fig.: Implante Sargon.

B) COM BASE NA MICROGEOMERIA

I. CARACTERIZAÇÃO DE ADITIVOS

Neste caso, as superfícies dos implantes são tornadas ásperas através da adição de materiais às mesmas. O material pode ser adicionado por simples precipitação ou atomização ou deposição eletroquímica ou pulverização de plasma super quente ou por sinterização.

1. Revestimento de HA
2. Revestimento TCP (Fosfato Tri-Cálcico)
3. Revestimento de zircónio
4. Sinterização do titânio
5. Pulverização de plasma de titânio

6. Anodização
7. Implantes sinterizados

1. Revestimento de HA

O revestimento de HA em implantes foi introduzido pelo Dr. De Groot em 1994 76. Têm uma excelente osseointegração e, por isso, eram muito populares no início dos anos 90. Os revestimentos eram pulverizados sobre a superfície a altas temperaturas. No entanto, a falha do revestimento da superfície fez com que estes implantes fossem retirados do mercado. A ligação entre o revestimento e o osso era tão boa que o revestimento se delaminava do implante. Alguns modelos eram mais propensos à colonização microbiana na área exposta.

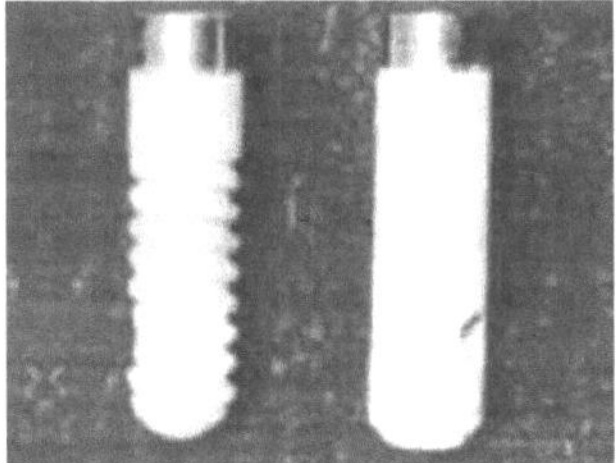

Fig.: Implante revestido a HA

2. Revestimento TCP

A 3i fabrica implantes com este revestimento, que é semelhante ao revestimento de HA, com a diferença de que o revestimento não é contínuo, mas disperso. Assim, as partículas de TCP (Fosfato Tri-Cálcio) ajudam na osteointegração nas fases iniciais da cicatrização. Quando o osso se forma na superfície de titânio, a delaminação das partículas de TCP não é uma preocupação, uma vez que são poucas e estão dispersas pelo corpo do implante. Diz-se que esta superfície melhora a ligação óssea e retém mais fragmentos de osso quando removidos. A superfície é depositada por simples precipitação.

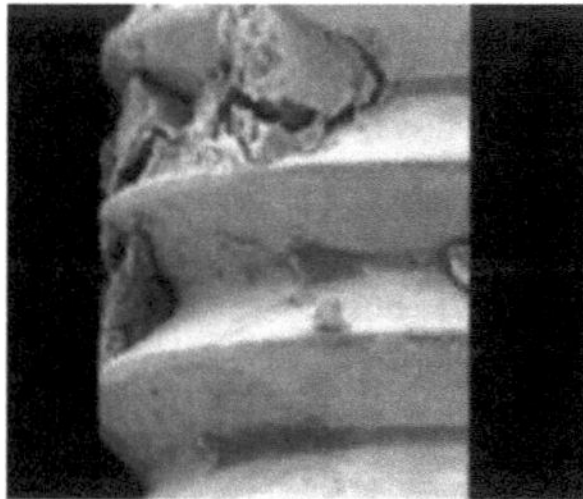

Fig. Melhor aderência óssea na porção revestida com TCP do modelo de implante

3. Revestimento de zircónio

Tal como a cerâmica é revestida sobre coifas metálicas em coroas metalo-cerâmicas, a cerâmica de zircónio é revestida e cozida num forno sobre um núcleo de titânio. O revestimento consiste em dióxido de zircónio (43%), dióxido de titânio (49%) e vestígios (8%) de pentóxido de fósforo. O revestimento também tem uma fase de transição de titanato de zircónio microcristalino (vidro bioativo). O vidro bioativo é conhecido por melhorar a proliferação e a expressão da osteocalcina e da sialoproteína óssea.

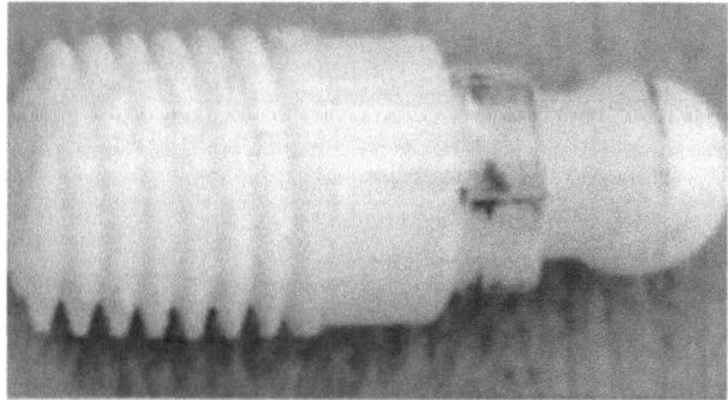

Fig : Revestimento de zircónio sobre implante dentário de titânio

4. Sinterização de titânio

O implante Endopore é um implante canadiano fabricado através da sinterização de pequenos grânulos milimétricos na superfície de um núcleo de titânio. O implante promove o crescimento ósseo no espaço entre os grânulos. Os implantes Endopore apresentam excelentes taxas de sucesso, mesmo em tamanhos reduzidos. A maior preocupação com estes implantes é a acumulação de bactérias sob as pérolas da superfície rugosa e, uma vez que as bactérias entram no revestimento, podem colonizar livremente até ao ápice do implante. Esta foi a principal razão para o fracasso desta conceção.

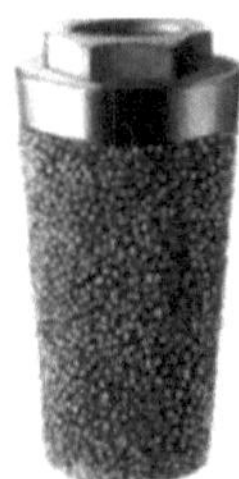

Fig. Implante endopore com revestimento de pérolas de titânio sinterizado

5. Pulverização de plasma HA

A pulverização por plasma é um processo que envolve o aquecimento de cristais de hidroxiapatite (HA) a uma temperatura de 15000-20000 K. A estas temperaturas, o material transforma-se em plasma (4º estado da matéria, onde as nuvens de electrões são pentóxido de fósforo. O revestimento tem também uma forma de transição independente das moléculas), o que faz com que qualquer material se torne altamente reativo. O revestimento de um material em estado de plasma proporciona uma excelente força de ligação. Até faz com que materiais completamente inertes se fundam. Outra vantagem da pulverização de plasma é o facto de não danificar a superfície do substrato. Para evitar que o material de plasma reaja com a atmosfera, este processo é efectuado apenas em câmaras controladas na presença de gás árgon inerte. O material é revestido com uma espessura de cerca de 50100 microns. Este processo aumenta a área de superfície do implante em 600%, o que, por sua vez, melhora a osteogénese. A Nobel Biocare utilizou plasma de titânio (em vez de HA) para pulverizar e tornar o implante mais rugoso.

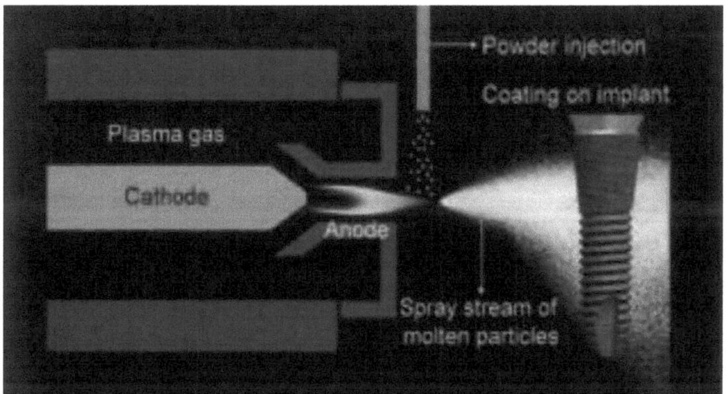

Fig: Representação esquemática de uma câmara de pulverização de plasma

6. Anodização

A anodização é um processo eletroquímico que aumenta a rugosidade da superfície e a espessura da camada de óxido de Ti, e esta camada aumenta a molhabilidade e a biocompatibilidade das superfícies e, em última análise, melhora a fixação, a proliferação e a resposta óssea dos osteoblastos. A anodização produz modificações na natureza cristalina da camada de óxido de titânio. O principal objetivo deste processo é aumentar a espessura da camada de óxido para mais de 1000 microns. A tensão no circuito pode afetar a espessura e a cor da camada de óxido. Para implantes dentários, a anodização é realizada aplicando 100 V no implante de titânio imerso em electrólitos como H3P04 e Fosfato Trissódico. O resultado é uma superfície com microrrupturas de diâmetros variáveis, o que facilita a fixação e a proliferação de células. Atualmente, a maioria dos implantes utiliza alguma forma de processo de anodização juntamente com o condicionamento ácido.

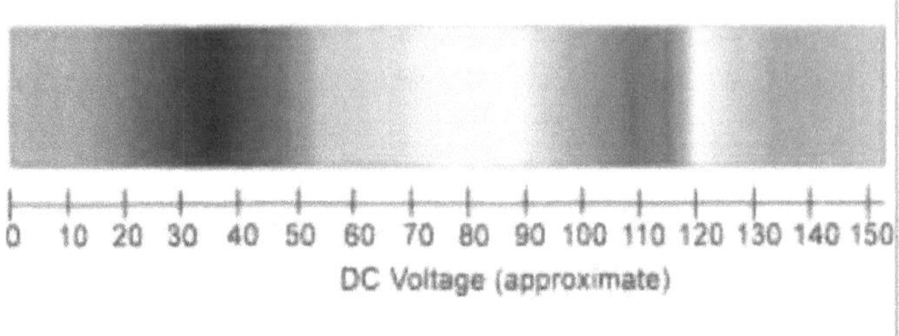

Fig. Várias cores formadas no titânio aquando da aplicação de tensão durante a anodização.

7. implantes sinterizados

A sinterização direta de metal a laser (DMLS) é a mais recente e melhor tecnologia a ser utilizada na medicina dentária. Esta tecnologia permite o fabrico de objectos 3D complexos a partir de materiais em pó com base num modelo concebido por computador. A tecnologia DMLS permite o fabrico de implantes dentários de titânio com uma superfície porosa inerente. Nesta técnica, o implante de titânio é construído camada a camada utilizando Ti6Al4V em pó, um aquecedor radiante e um laser controlado por computador. A máquina adiciona uma camada de pó e sinteriza-a com um laser. Este processo é repetido como numa impressora 3D. A maior vantagem da utilização desta tecnologia (para fabricar implantes) é o facto de se poder fabricar um produto que melhor corresponde à resistência ao escoamento e ao módulo de elasticidade do osso hospedeiro.

II. CARACTERIZAÇÃO SUBTRACTIVA

Os materiais adicionados (revestidos) são sempre susceptíveis de delaminação. Por isso, a maioria dos fabricantes passou a utilizar a caraterização subtractiva. Por outras palavras, produzem reentrâncias microfinas no implante, o que pode melhorar a resposta óssea.

1. Gravura com ácido
2. Gravura alcalina
3. Jato de areia
4. Jato de areia + Gravura ácida
5. Jato de areia
6. Decapagem de titânio
7. Litografia a laser

1. Gravura com ácido

Nesta técnica, os implantes metálicos são imersos numa solução ácida que corrói a sua superfície, criando micropoços com tamanhos que variam entre 0,5 e 2 pm de diâmetro. A imersão de implantes de titânio durante vários minutos numa mistura de HCl concentrado e H2S04 aquecida a mais de 100°C (ataque ácido duplo) é também utilizada por alguns fabricantes para produzir uma superfície micro rugosa controlada. Os factores que afectam a qualidade da rugosidade da superfície são:

- Concentração do ácido
- Duração da gravação
- Temperatura do ácido.

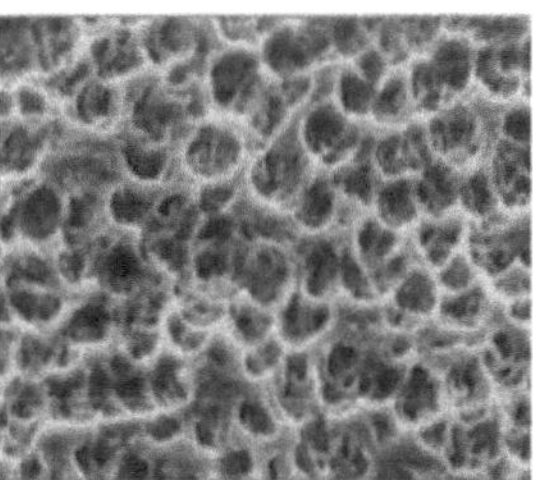

Fig: Superfície de titânio gravada com ácido

2. Gravura alcalina

À semelhança do ataque ácido, o titânio também pode ser atacado com soluções alcalinas. A soda cáustica (hidróxido de sódio - NaOH) é o alcalino mais utilizado. O material é normalmente utilizado para produzir um acabamento acetinado para produtos industriais. Quando o titânio é gravado em 4-5 M NaOH (1 M NaOH tem 58,44 g/1 L) a 600°C durante 24 horas, produz um gel de titanato de sódio com uma topografia irregular e um elevado grau de porosidade aberta. No entanto, o condicionamento do titânio numa solução alcalina em ebulição (0,2 M NaOH a 1400°C durante 5 h) produz uma superfície rugosa com poços nanométricos de alta densidade.

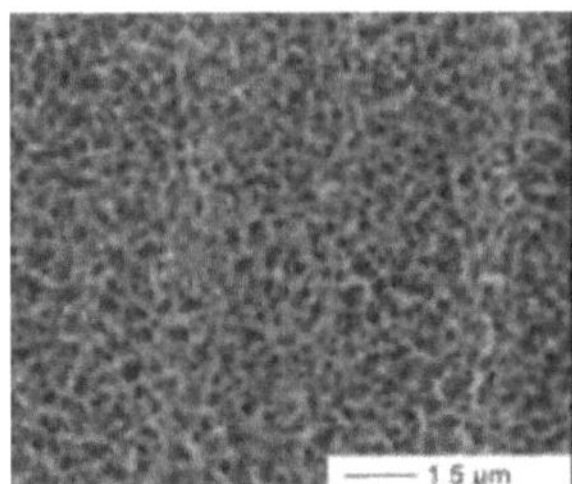

Fig. Titânio alcalinizado.

3. Jato de areia

O jato de partículas de alumina de diferentes tamanhos sobre a superfície de um implante é uma das técnicas de caraterização da superfície mais utilizadas. Os tamanhos das partículas podem variar entre pequenos e grandes grãos (150-350 microns). Estas partículas são bombardeadas na superfície do implante e a rugosidade resultante aumenta a área da superfície. Diz-se que este facto facilita a adesão, a proliferação e a diferenciação dos osteoblastos. As restantes partículas de Al2O3 podem inibir a osteointegração.

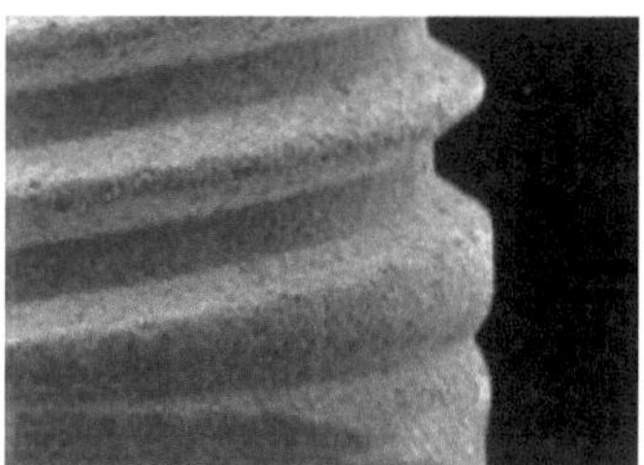

Fig: Implante de titânio jato de areia.

4. Jato de areia + Gravura ácida

A sigla SLA significa Sandblasted-Large Grit-Acid-etched (jato de areia-grande grão gravado com ácido). Esta técnica foi introduzida pela primeira vez por Buser et al. no ano de 1991. A Straumann Holdings começou a fabricar implantes com esta superfície a nível comercial em 1997. A superfície SLA é produzida por um processo de jato de areia de grão grosso com partículas de corindo que conduz a uma macrorrugosidade na superfície de titânio.

Segue-se um banho de ataque ácido forte com uma mistura de HCl/H2S04 a uma temperatura elevada durante vários minutos. Isto produz os micropoços finos de 2-4 pm sobrepostos na superfície jacteada. A superfície não é microporosa e, por conseguinte, é menos suscetível de albergar bactérias. Estes implantes apresentam um contacto superior entre o osso e o implante e um menor tempo de cicatrização.

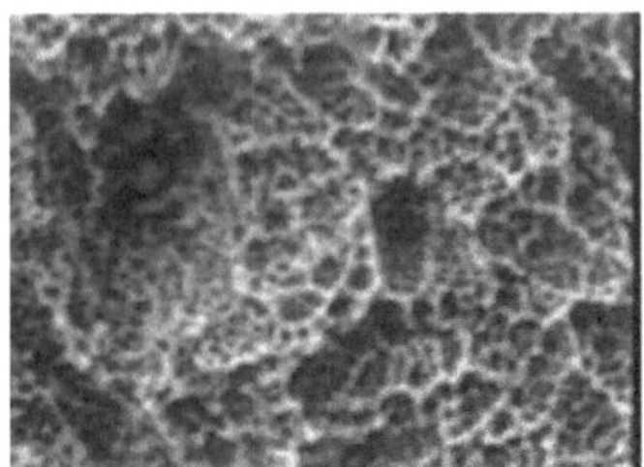

Fig: Implante jacteado com ácido

5. Jateado com granalha

O jato de granalha é semelhante ao jato de areia e é utilizado especificamente para designar procedimentos que utilizam partículas de maiores dimensões. Por conseguinte, a superfície apresenta irregularidades de grandes dimensões.

6. Decapagem de titânio

Para evitar o tedioso processo de limpeza das partículas de alumina após o jato de areia. Em 1989, Stig Hansson inventou a caraterização da superfície através do jato de partículas de dióxido de titânio na superfície do implante. Comercialmente, a Astratech fabricou implantes Tioblast que foram jactados com partículas de dióxido de titânio de 25 um. Esta topografia de superfície é caracterizada por 1
1.2 um pits. Em 2004, a Astratech improvisou a sua superfície Tioblast, gravando-a com ácido fluorídrico. Esta tornou-se a superfície osseospeed, aclamada pela crítica.

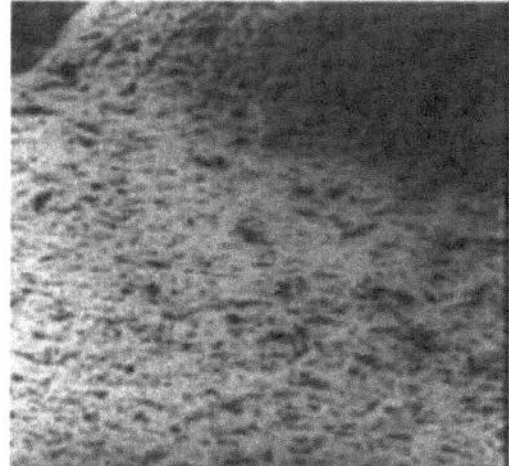

Fig: Superfície de Tioblastos

7. **Litografia a laser**

É também conhecida por Laser Peening. A litografia a laser envolve a utilização de impulsos de nanossegundos de alta intensidade (5-15 GW/cm2) de feixes de laser (10-30 ns) que atingem uma camada protetora de tinta na superfície metálica. Estes implantes apresentam um padrão regular em forma de favo de mel com pequenos poros. Esta técnica também introduz tensões de compressão na estrutura do implante, o que melhora a resistência.

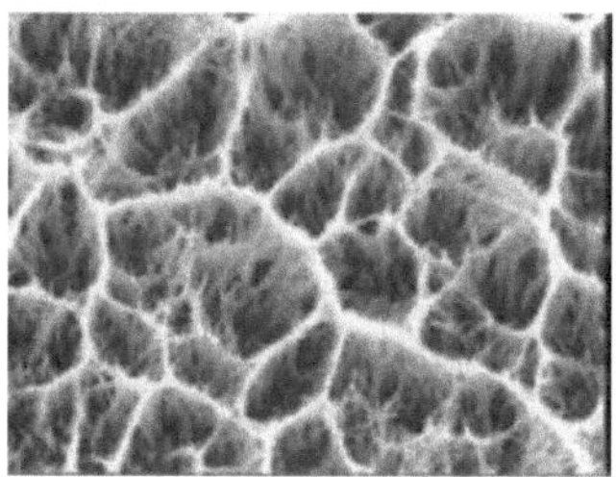

Fig: Imagem SEM de uma superfície de titânio tratada com laser mostrando um padrão em favo de mel.

III. CARACTERIZAÇÃO ADITIVA E SUBTRACTIVA COMBINADA

1. Condicionamento ácido + revestimento de colagénio

2. Gravura ácida + anodização

3. Gravura ácida + revestimento biomimético.

1. Condicionamento ácido + revestimento de colagénio

O colagénio de tipo I é uma das principais proteínas estruturais do osso, e o revestimento de colagénio promove eficazmente a fixação inicial das células. O revestimento de colagénio aumenta a vascularização dos tecidos e diminui a resposta inflamatória e a atividade dos macrófagos e osteoclastos. Foi relatado que a modificação bioquímica das superfícies de Ti por colagénio aumenta a taxa de cicatrização num modelo animal. O revestimento de colagénio favorece a adesão, a diferenciação e a mineralização da matriz extracelular das células, enquanto outros não encontraram estes efeitos estimulantes. Alguns acreditam que um revestimento combinado de HA e colagénio pode ser melhor do que um revestimento de colagénio simples para melhorar a osteointegração.

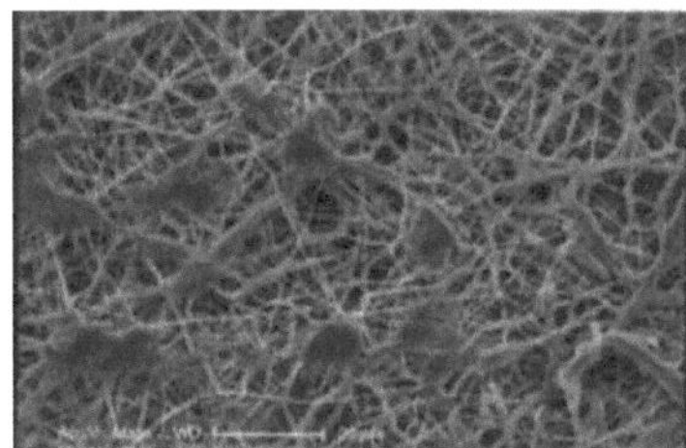

Fig. Revestimento compósito de fosfato octacálcico e colagénio

2. Gravura ácida + Anodização

Esta técnica de caraterização é relativamente nova em Implantologia. Neste caso, a anodização galvanostática do titânio é efectuada em ácidos fortes (H_2SO_4, H_3PO_4, $HN0_3$, HF) a uma elevada densidade de corrente (200 A/m2) ou potencial (100 V). Alguns fabricantes efectuam um processo em 3 etapas que envolve:

1. Jato de areia da superfície do implante com partículas de grão grande (250-500 um)

2. Condicionamento ácido da superfície do implante

3. Processo eletroquímico baseado na oxidação anódica, que altera a topografia da superfície e a composição química da camada superficial de óxido.

A camada de óxido de Ti e os microporos formados pela anodização melhoram as actividades celulares (por exemplo, adesão e proliferação celular) e aumentam a osteointegração in vivo. O BIC (contacto osso-implante) é elevado na superfície de implantes de Ti gravados com ácido e anodizados. Foram propostos dois mecanismos para explicar esta osseointegração:

1. Interligação mecânica através do crescimento ósseo em poros.

2. Ligação bioquímica - Foram testadas modificações na composição química da camada de óxido de titânio com a incorporação de magnésio, cálcio, enxofre ou fósforo.

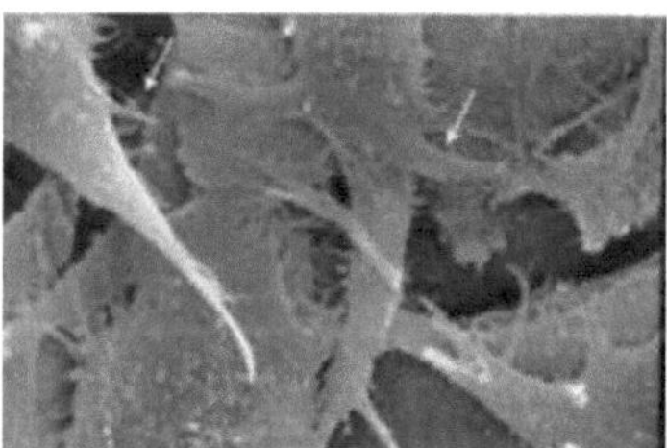

Fig.: Imagem SEM de um implante gravado com ácido e anodizado mostrando células MG-63 (células semelhantes a osteoblastos) que cresceram na superfície do implante gravado com ácido e anodizado.

3. Gravura ácida + Revestimentos biomiméticos

O termo "biomimético" refere-se a processos, substâncias,

dispositivos ou sistemas criados pelo homem que imitam a natureza. Os factores de crescimento e diferenciação polipeptídicos e as citocinas foram sugeridos como potenciais candidatos neste contexto, para estimular a deposição de células com a capacidade de regenerar o tecido desejado. Estes produtos podem ajudar-nos a fabricar implantes biologicamente activos. As superfícies de implantes biologicamente activos podem ter potencial para aumentar a proliferação e a diferenciação de células mesenquimatosas indiferenciadas e de osteoblastos, o que pode melhorar a resposta óssea e a subsequente osseointegração de implantes de titânio.

Existem muitos factores de crescimento libertados durante a fase inflamatória que têm o potencial de atrair células mesenquimatosas indiferenciadas para o local da lesão. Estes factores de crescimento incluem o PDGF, o EGF, o VEGF, o TGF-B, a BMP-2 e a BMP-4. Estes factores são libertados nos locais lesionados pelas células envolvidas na cicatrização dos tecidos. A superfície dos implantes dentários de titânio pode ser revestida com agentes estimulantes do osso, tais como factores de crescimento, a fim de melhorar localmente o processo de cicatrização óssea. Os seguintes factores de crescimento são ativamente testados como revestimento viável de implantes por numerosos investigadores em todo o mundo.

- Membros da superfamília do fator de crescimento transformador (TGF-B), proteínas morfogenéticas ósseas (BMPs), TGF-B1, fator de crescimento derivado de plaquetas (PDGF) e factores de crescimento semelhantes à insulina (IGF-1 e 2).
- A aplicação de TGF-B1 nas superfícies de implantes de CaP apresenta uma taxa de sucesso de 99,6% (em modelo animal).

IMPLANTES DE BASE

PRINCÍPIOS BÁSICOS DA IMPLANTOLOGIA BASAL

Nenhuma superestrutura pode ser mais duradoura do que a sua fundação. A tensão oclusal e a resistência da fundação são forças recíprocas que devem ser corretamente equilibradas para obter uma eficácia funcional duradoura. A função a longo prazo de uma restauração de implante basal osseointegrado e ancorado corticalmente requer o estabelecimento de uma ligação ativa entre os tecidos e o Diskimplant. Graças a um processo osteo-adaptativo, o implante basal multicortical é incorporado nos tecidos duros e moles, que se adaptam gradualmente à sua nova função através do processo de remodelação.

A criação e a manutenção desta ligação estrutural e funcional entre materiais biológicos e não biológicos exigem precisão durante as várias fases do tratamento e o respeito pelos princípios básicos: -

Um planeamento adequado do tratamento e a ativação pré-cirúrgica da matriz óssea do futuro leito do implante com osseotensores para promover o recrutamento de células estaminais e melhorar o fornecimento de sangue.

- Utilização de um protocolo assético para evitar a contaminação e a infeção do local do implante.

-Preservação do fornecimento de sangue peri-implantar através da manipulação atraumática dos tecidos moles, especialmente do periósteo, durante a elevação do retalho de espessura total e utilização de um procedimento de osteotomia lateral sob irrigação abundante para evitar lesões térmicas.

- Obtenção de um suporte multicortical que proporcione uma estabilidade primária absoluta do implante em osso nativo vivo denso (incluindo enxertos pediculares, como os enxertos de fíbula), não em material de substituição óssea ou num enxerto ósseo livre.

1. Respeito pela biologia óssea: A Importância da Ativação Osteogénica Inicial

O futuro leito ósseo recetor deve ser ativado antes da colocação do implante, utilizando um osseotensor de matriz óssea, de modo a reforçar o fornecimento de sangue local, estimular o crescimento de células ósseas e melhorar a qualidade óssea inicial para uma melhor osseointegração do implante basal pretendido. Deve ter-se o cuidado de não contaminar a superfície super limpa do implante basal para permitir o estabelecimento de uma ligação biológica primária fiável e para evitar o risco de peri-implantite no futuro, limitando a libertação de metal durante a mastigação. Finalmente, o corpo do implante basal nunca deve estar em contacto direto com os tecidos moles; devem ser utilizados enxertos ósseos autólogos, material de substituição óssea e PRF para cobrir completamente quaisquer superfícies de titânio salientes.

2. Ancoragem multicortical e estabilidade primária de longa duração

A plataforma horizontal larga do implante basal (disco ou outro desenho horizontal) tem de ser instalada com ancoragem multicortical porque a estabilidade primária absoluta é essencial para obter uma osteointegração que se mantenha ao longo do tempo. O desenho e as dimensões do implante devem permitir a conexão dos componentes protéticos de uma forma funcionalmente útil para criar uma prótese fixa. As forças oclusais transmitidas através da futura prótese devem ser corretamente distribuídas de modo a não excederem o ponto de rutura do osso e dos componentes protéticos.

Em maxilares extremamente atróficos, a ancoragem multicortical de Diskimplants extra-maxilares e extramandibulares em forma de placa, utilizando parafusos ortopédicos colocados nos principais pilares esqueléticos dos maxilares, assegura a estabilidade funcional durante a mastigação a longo prazo.

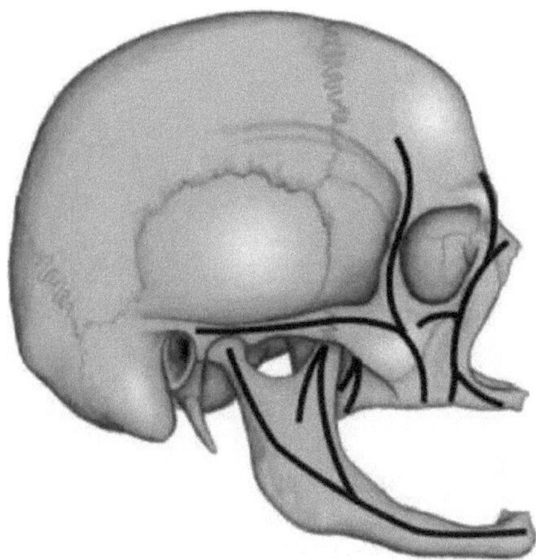

Fig. Osso basal num maxilar atrófico; o osso alveolar desapareceu completamente. As linhas azuis mostram os principais contrafortes ósseos para uma ancoragem fiável dos implantes basais na maxila e na mandíbula

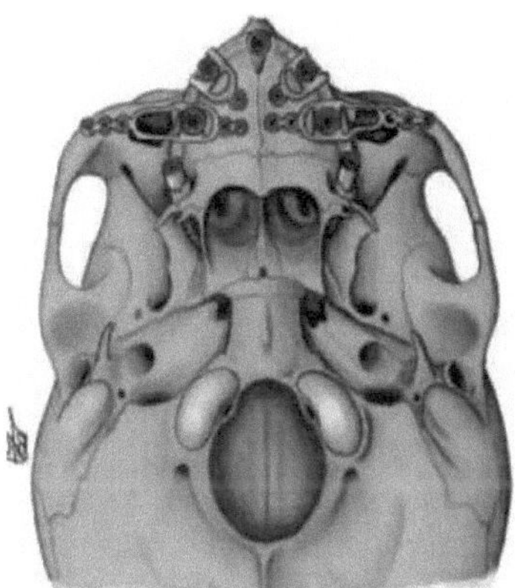

Fig. As principais áreas para a instalação de Diskimplants® horizontais em forma de placa no maxilar. Os Diskimplants® zigomáticos podem ser instalados de forma a abrangerem aberturas laterais na parede do seio; a estabilidade absoluta é obtida aparafusando-os firmemente ao osso denso malar e palatino. De seguida, devem ser cobertos com material de substituição óssea e PRF. A forte ancoragem distal é conseguida na área tuberopterigóide com implantes Fractal® de forma radicular microtrançada

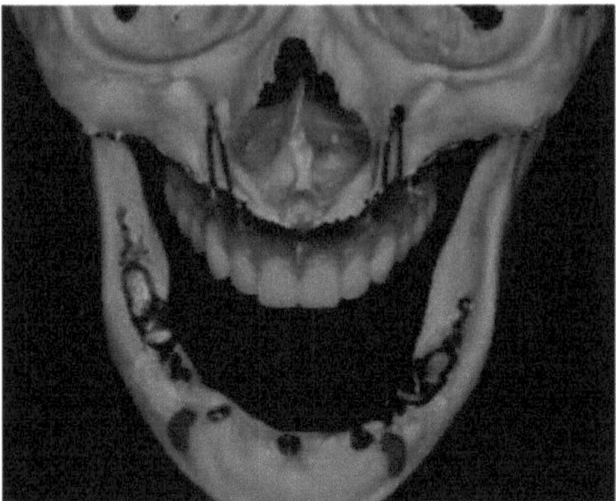

Fig. A área do ramo oferece osso denso para a colocação de Diskimplants® horizontais em forma de placa. Devem ser efectuadas incisões nítidas na crista dos tecidos moles até o bisturi atingir a crista óssea. O Diskimplant® em forma de placa tem de encaixar passivamente no local ósseo preparado pela fresa de titânio e é estabilizado com mini-parafusos ortopédicos (4-6 mm de comprimento). A mesma técnica é utilizada para as zonas canina e zigomática do maxilar superior. Uma prótese maxilar fixa e aparafusada actua como um fixador ortopédico externo para os implantes. Todas as porções extra-mandibulares do implante basal devem ser totalmente cobertas por material de substituição óssea (Bio-Oss®, CoreBone®, enxerto Dentin Grinder, Ivory®, etc.) e membranas PRF antes de fechar o retalho de espessura total

3. protocolos de carga de implantes

Os protocolos de carga variam em função da situação clínica:

- A carga imediata de restaurações de arcada completa é possível utilizando uma prótese fixa altamente rígida que é aparafusada a implantes basais com um perfil de emergência plano (emergência Monobloco).

- A carga diferida de implantes basais é recomendada para a gestão de implantes de edentulismo parcial e substituições de um único dente com condições oclusais difíceis.

Os requisitos biomecânicos, cirúrgicos e protéticos exigem uma colaboração estreita entre o cirurgião, o protésico e o laboratório dentário. A adaptação passiva da prótese final é fundamental para uma mastigação e fala satisfatórias. A utilização de uma prótese provisória durante um período de tempo permite verificar se os requisitos funcionais e estéticos são cumpridos.

4. Manutenção e acompanhamento

Os exames de imagem 3D são necessários para avaliar quaisquer complicações biológicas ou mecânicas numa fase inicial. As imagens radiológicas à volta da base de um Diskimplant devem ser sempre correlacionadas com os achados clínicos, uma vez que podem ser diferentes das observadas com implantes convencionais em forma de raiz. Por exemplo, uma radiolucência mínima à volta da base de um disco sem qualquer dor ou mobilidade não obriga à sua remoção. No entanto, a mobilidade do implante associada a dor é motivo para a remoção do implante. O conhecimento destas diferenças pode evitar a remoção desnecessária de um implante que, na realidade, está bem integrado.

Uma manutenção adequada (controlo da placa bacteriana) e uma oclusão atraumática e equilibrada são essenciais para o sucesso a longo prazo. A gengiva que rodeia os pilares protéticos e as emergências dos implantes deve ser mantida num estado clinicamente saudável através de uma gestão adequada dos tecidos moles peri-implantares e da higiene local. A revisão e a correção de complicações, quando necessárias, podem ser realizadas de forma minimamente invasiva, graças à fácil recuperação das próteses fixadas por parafusos e ancoradas ao osso.

A antecipação de potenciais problemas é também um fator importante para o sucesso a longo prazo das restaurações suportadas por implantes basais. Os conhecimentos e a experiência necessários para satisfazer estes requisitos não podem ser improvisados nem adquiridos sem uma formação teórica e prática adequada. O planeamento coordenado do tratamento, a execução precisa, o acompanhamento cuidadoso e a manutenção ao longo do tempo são as chaves para reabilitações fixas suportadas por implantes basais bem sucedidas e duradouras.

INDICAÇÕES PARA O TRATAMENTO COM IMPLANTES BASAIS

1. Volume ósseo incompatível com a colocação direta de implantes axiais

(cristais) em forma de raiz.

2. Volume ósseo adequado para implantes em forma de raiz, mas a qualidade óssea é fraca (D4). Os implantes basais podem ser considerados nestes casos, graças à sua base larga que proporciona uma ancoragem multicortical. Devem ser utilizados osseotensores para melhorar a densidade óssea

45 dias antes da colocação do implante.

3. Abertura bucal reduzida que impede a perfuração axial (sectores pré-molar/molar mandibular).

4. Enxerto ósseo e/ou elevação do fundo do seio recusado pelo paciente ou contraindicado.

5. Cirurgia de recuperação após fracasso de implantes de forma radicular e/ou enxerto ósseo; pode ser utilizado um protocolo de carga imediata para pacientes completamente desdentados.

6. Extração-implantação imediata de Diskimplant com ROG simultânea quando toda a placa bucal foi destruída.

7. Rebordo alto e fino (largura vestíbulo-lingual < 3mm) com GBR simultânea na instalação do Diskimplant.

8. Atrofia maxilar e/ou mandibular grave: podem ser instalados Diskimplants monodisco ultra-curtos (altura óssea < 4 mm) ou Diskimplant em forma de placa sem enxerto ósseo prévio.

Pacientes totalmente desdentados: 45-60 dias após a ativação local das células estaminais com um osseotensor manual, é possível um rápido regresso aos dentes fixos em maxilares finos como casca de ovo, utilizando um procedimento de carga funcional imediata com colocação simultânea de material de substituição óssea e/ou ROG.

9. Pacientes parcialmente edêntulos: a carga funcional imediata para a parte posterior do maxilar e da mandíbula pode ser uma opção se os parâmetros clínicos forem favoráveis e se pelo menos três ou quatro implantes estiverem ligados entre si. A carga tardia continua a ser mais

segura para substituições de um único dente e dois implantes.

10. A ligação a dentes naturais fortes e saudáveis é possível em casos selecionados.

CONTRA-INDICAÇÕES PARA A TERAPIA COM IMPLANTES BASAIS

1. Contra-indicações relativas

- Em fumadores inveterados e indivíduos com má higiene oral, a menos que sejam feitas alterações no estilo de vida.

-Uma história de abuso de substâncias ou de etilismo crónico deve também levar a uma avaliação minuciosa da capacidade de adesão do doente.

- A colocação de implantes não é geralmente aconselhável durante a gravidez.

- Os candidatos a implantes com diabetes inadequadamente controlada, distúrbios metabólicos eritropoiéticos ou fosfocálcicos ou síndroma de imunodeficiência podem receber implantes em determinados casos, mas deve ser procurado primeiro aconselhamento médico especializado.

- Doentes submetidos a radioterapia.

- Indivíduos com antecedentes de utilização prolongada de corticosteróides, que tomem anticoagulantes ou que apresentem risco de doença cardíaca.

- A administração intravenosa de bifosfonatos tem sido associada à osteonecrose do maxilar.

2. Contra-indicações absolutas

- bruxismo intenso, cerramento dos dentes, má oclusão descontrolada e/ou história de dentes fracturados, especialmente quando associados a problemas psicológicos

- Bifosfonatos IV em dose elevada para tratamento de osteoporose grave ou cancro (risco de osteonecrose do maxilar)

- Neuropatias faciais e do trigémeo associadas a um estado depressivo, epilepsia

- Doença cardíaca grave, acidente vascular cerebral recente ou ataque cardíaco (risco de endocardite infecciosa)

- Diabetes grave ou não controlada

- Insuficiência renal não tratada - Radioterapia em curso para o cancro (risco de osteoradionecrose dos maxilares, sobretudo após radiação da região da cabeça e do pescoço)

PROCEDIMENTO CIRÚRGICO

1. **Procedimentos pré-implantação**

- Remoção da placa bacteriana e do cálculo e correção de quaisquer restaurações salientes para evitar a acumulação futura de placa bacteriana.

- Eliminação de qualquer secreção purulenta que possa não só comprometer os resultados, mas também aumentar o risco omnipresente de osteíte.

- Correção de todas as próteses totais ou parciais removíveis, que irritam os tecidos moles e dificultam a cicatrização da mucosa.

- Correção de inserções musculares iatrogénicas.

2. **Requisitos organizacionais**

Para reduzir os riscos de contaminação, a sala de operações deve ser isolada do resto do consultório dentário ou da clínica por dois conjuntos de portas e deve ser desinfectada regularmente. O ar pode ser filtrado ou passar por um dispositivo de radiação ultravioleta para reduzir a contagem de bactérias. O equipamento da sala de operações deve incluir os conjuntos de instrumentos específicos para osteotomia axial e lateral, instrumentos cirúrgicos gerais e uma variedade adequada de implantes de vários comprimentos e diâmetros. A preservação da esterilidade dos instrumentos cirúrgicos entre o momento da autoclavagem e a colocação no armazém, bem como durante o armazenamento em embalagens ou tabuleiros, é fundamental. Antes de entrar na sala de operações, o cirurgião e os assistentes devem colocar máscaras, batas, luvas, toucas e sapatos especiais ou protectores de sapatos. A disponibilidade de um sistema de imagem digital intra-oral na sala de operações é extremamente útil durante a fase inicial da osteotomia lateral. A angulação da fresa piloto (5 mm de diâmetro) pode ser verificada diretamente no ecrã e corrigida, se necessário. Pode ser tirada uma radiografia periapical digital de cadeira com a fresa inserida apenas parcialmente na tábua óssea vestibular para verificar o posicionamento correto.

3. **gestão dos tecidos moles e dos ossos**

-Incisão nítida dos tecidos moles, incluindo o periósteo, até à crista óssea.

-Elevar (em vez de raspar) o periósteo do osso (uma superfície periosteal suavemente elevada e não lesionada é um sinal de técnica atraumática).

-Limitar a duração da exposição do osso maxilar.

- Evitar a elevação excessiva da temperatura através da irrigação salina profusa e contínua durante a osteotomia e da utilização de fresas de titânio com uma elevada capacidade de corte.

-Água e ar não contaminados.

4. **Armamentário**

a) Fresas de titânio de diferentes comprimentos e diâmetros

b) Peça de mão de alta velocidade (160.000 rpm) ou turbina de ar regulada a ≥3 kgf/cm2 /60 psi no mínimo
c) Bisturis (Bard-Parker n.º 15), fios de sutura reabsorvíveis e/ou não reabsorvíveis (000, 0000)
d) Elevadores periosteais (médios e grandes)
e) Tesouras para ossos e gengivas
f) Retractor manual de gengivas, retractor automático
g) Instrumentos de assento (rectos, curvos, baioneta)
h) Macete cirúrgico
i) Suporte de agulha
j) Tesoura de sutura
k) Parafusos de osteossíntese auto-roscantes para Diskimplants em forma de placa e a respectiva chave de parafusos

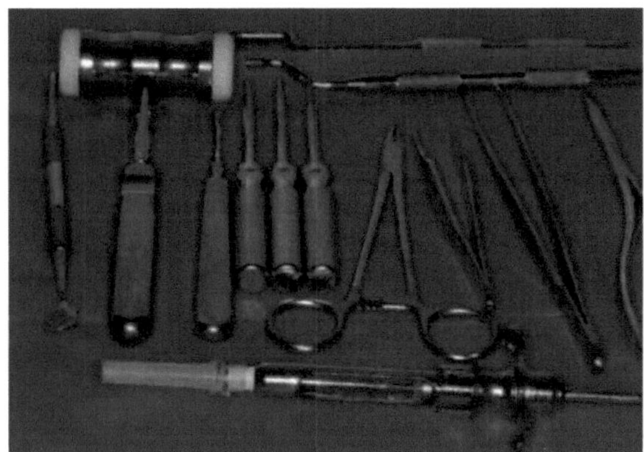

Fig. Armamentário para instalação de implantes basais

1. **Procedimento de osteotomia**

É essencial um planeamento adequado da posição do implante desde o início. A osteotomia lateral permite o controlo visual direto da penetração óssea e a perceção tátil da passagem de uma placa cortical para a outra. Quando necessário, deve ser utilizada uma guia cirúrgica adequada. As fresas Diskimplant foram concebidas para controlar a velocidade de perfuração: se o operador exercer demasiada pressão manualmente, a turbina pára automaticamente. Quando o eixo da fresa entra no osso, o instrumento é automaticamente pilotado pelas superfícies de guia do disco. Deve ter-se o cuidado de orientar a osteotomia do eixo verticalmente, tendo em consideração os requisitos protéticos, o paralelismo e o eixo de inserção.

O retalho mucoperiosteal de espessura total deve ser protegido segurando uma ponta de sucção de plástico grande e rígido firmemente contra a placa óssea. A fresa deve permanecer sempre nesta caixa de segurança durante a osteotomia. Em certos casos, pode ser preparada uma guia cirúrgica transparente com uma janela lateral aberta no modelo de estudo montado em oclusão e utilizada para a osteotomia lateral inicial. Um gerador cirúrgico ultrassónico (Piezotome, Acteon) pode ser útil para iniciar a osteotomia lateral, que deve ser completada com a utilização de uma fresa calibrada.

A elevação dos retalhos de espessura total vestibular e lingual permite a visualização do momento em que a fresa atinge e começa a entrar na placa cortical oposta. Isto permite evitar lesões no periósteo.

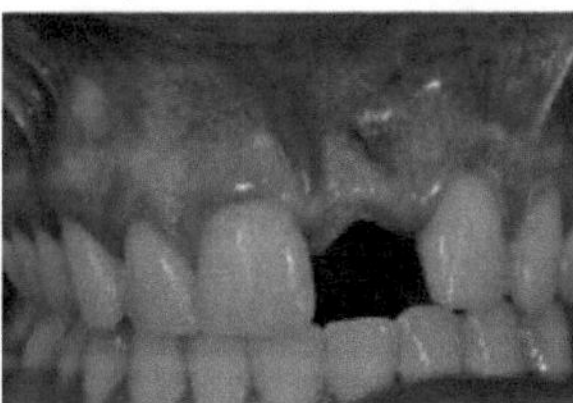

Fig. Situação típica para a substituição de um único dente utilizando implantes dentários em forma de raiz com enxerto ósseo prévio ou colocação imediata de implantes basais (Diskimplants duplos)

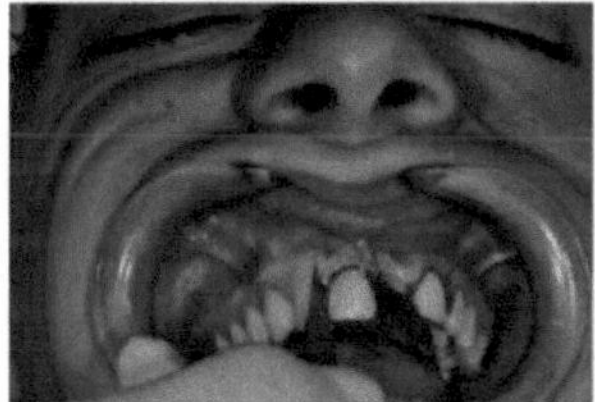

Fig. Incisão angulada dos tecidos moles incluindo os dois dentes adjacentes

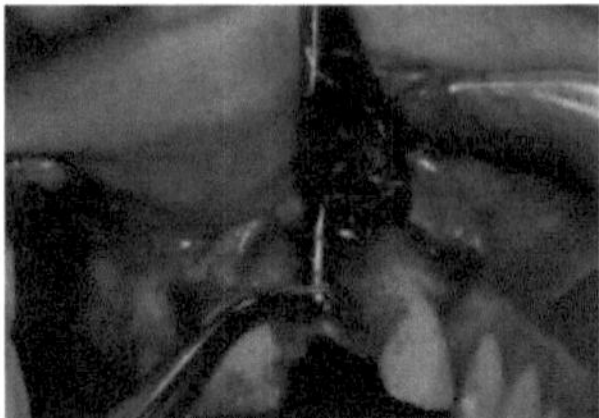

Fig. Um retalho de espessura total é elevado; uma obturação do canal radicular de guta-percha presa no defeito ósseo causou a fístula recorrente

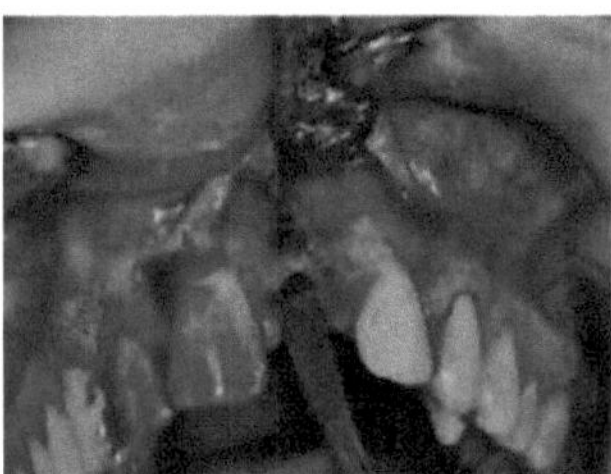

Fig. Restou muito pouco osso após a remoção do corpo estranho; apenas a placa palatina permanece intacta

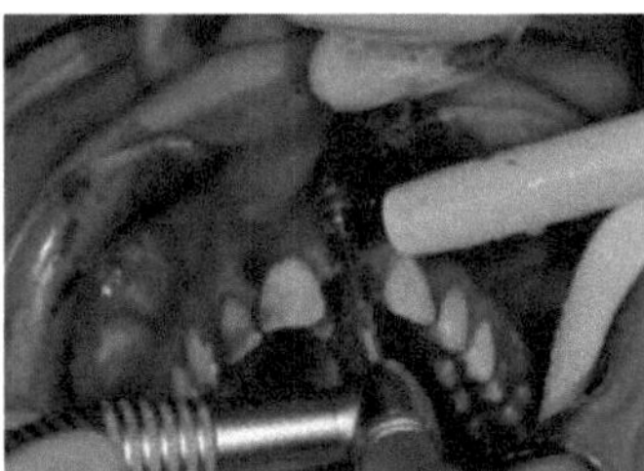

Fig. A osteotomia lateral foi efectuada sob irrigação abundante

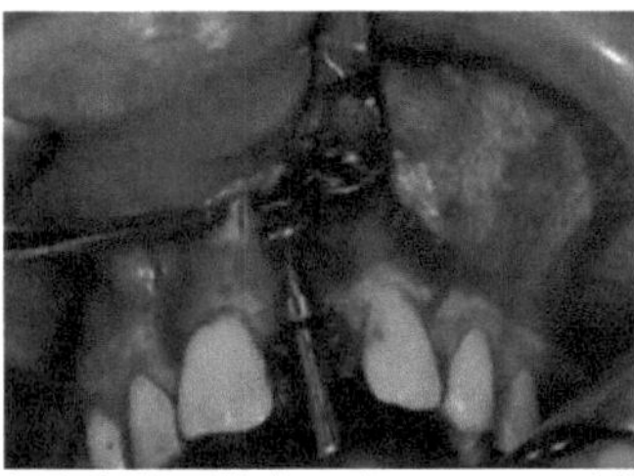

Fig. Um implante de disco duplo foi inserido lateralmente e a estabilidade primária absoluta foi verificada

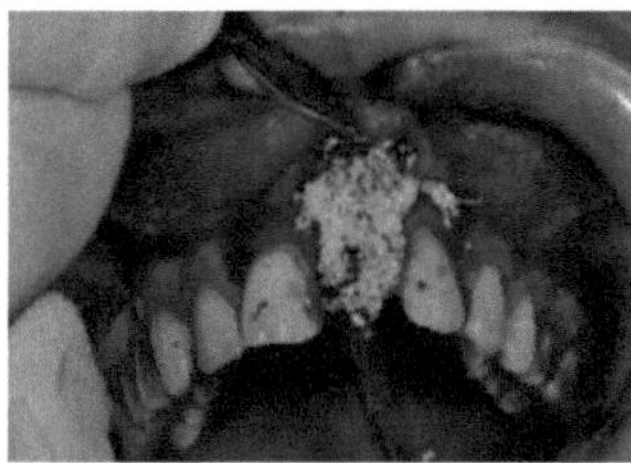

Fig. Cobertura total com material de substituição óssea e PRF

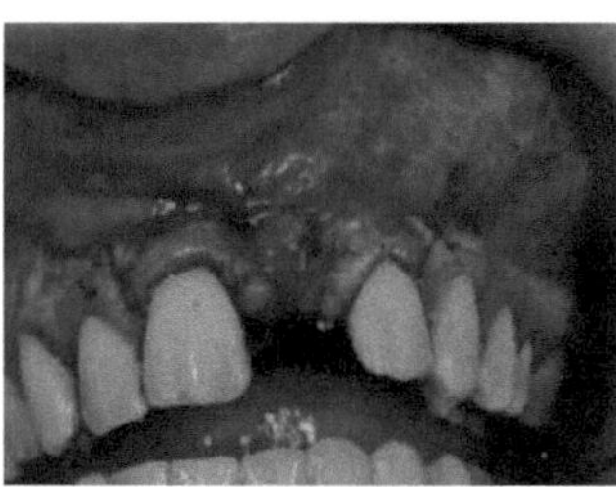

Fig. Após uma incisão periosteal interna horizontal alta, o retalho de espessura total foi suturado passivamente com material de sutura Glycolon 4/0

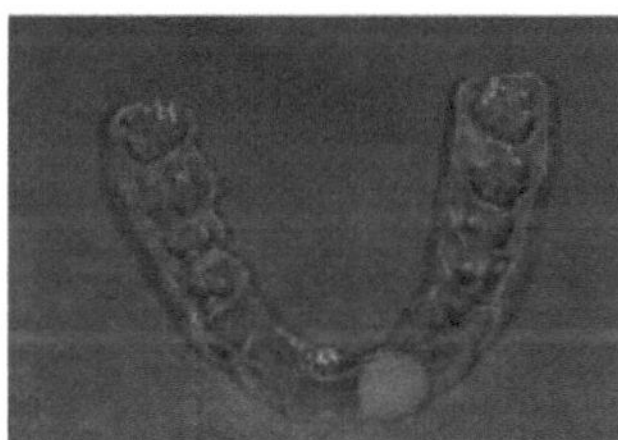

Fig. Um modelo temporário semelhante ao Invisalign foi feito com dentes comerciais e deixado no local durante 6 meses

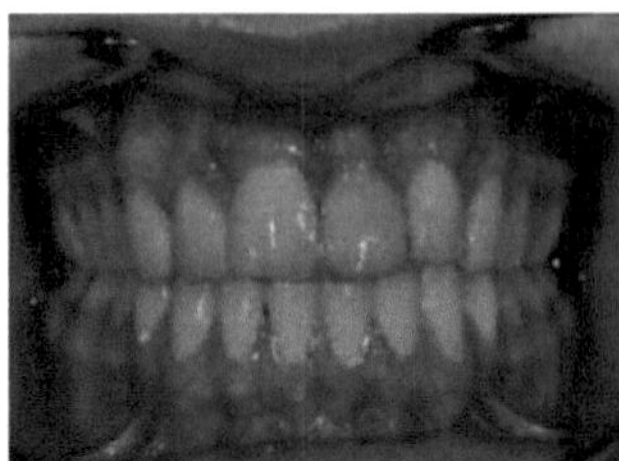

Fig. O aparelho provisório não deve ferir a área implantada. Aos 6 meses de pós-operatório, um dente de titânio/compósito foi aparafusado no implante duplo Diskimplant. Cicatrização com 1 semana de pós-operatório. Técnica submersa completa. Segunda cirurgia na exposição do implante 6-7 meses depois.

2. Instruções pós-operatórias para os pacientes

1. Colocar sacos de gelo sobre a zona cirúrgica (aplicações de 20 minutos), começando logo após a operação e continuando durante 24 horas.

2. Não enxaguar a boca nem escovar a zona cirúrgica durante as primeiras 48 horas após a operação.

3. A partir de 48 horas após a cirurgia, enxaguar suavemente a boca com uma solução salina de dose única após cada refeição ligeira.

4. Se ocorrer hemorragia nasal, não assoe o nariz vigorosamente. Bloquear as narinas sangrentas com algodão.

5. Se começar a sangrar na área cirúrgica, aplique uma ligeira pressão na área mordendo um rolo de gaze durante 20 minutos. Se a hemorragia não parar, contacte o médico.

6. Utilize um apoio de cabeça elevado ou uma almofada extra nas duas primeiras noites após a operação.

7. Manter uma dieta líquida e mole durante as primeiras 3 semanas após a operação. Não fumar nem consumir bebidas alcoólicas durante a primeira semana.

8. Não praticar qualquer atividade física violenta até ao alívio completo

dos sintomas pós-operatórios. Em particular, evitar mergulhar ou nadar debaixo de água.

9. Não use a sua prótese removível até que esta tenha sido revestida.

10. Siga cuidadosamente as instruções de quaisquer medicamentos prescritos.

FASE PROTÉTICA

1. Impressão de recolha com uma coifa de impressão anti-rotativa

-Antes de fazer a moldagem, certifique-se de que a coifa de moldagem hexagonal de titânio para substituições de um único dente está corretamente posicionada no Diskimplant ou PLM-
3.5 pilar .

-O coping TPMU é fixado com um parafuso de laboratório em titânio M1.4

-Um tabuleiro de impressão aberto em plástico transparente é utilizado com silicone pesado.

-Fixar a coifa de impressão à moldeira com Duralay ou Luxabite para evitar a rotação durante a ligação do análogo de implante no laboratório de prótese dentária.

-Esta coifa de impressão tipo pick-up de titânio pode ser reutilizada para fabricar uma restauração de transição com um dente de dentadura antes do fabrico do elemento protético final.

2. Técnica de impressão por clique

A coifa de impressão "click-in" ou "pop-in" é compatível com moldes comerciais padrão e materiais de impressão de silicone ou hidrocolóide.

-A fase laboratorial é idêntica à das coifas de impressão do tipo pick-up.

-Esta técnica pode ser utilizada para todos os tipos de restaurações de um único dente num pilar Monobloco.

- Certifique-se de que a coifa de impressão "encaixa" de novo na impressão e, em seguida, fixe o conjunto coifa de impressão/análogo antes de deitar o gesso na moldeira de impressão.

Existem duas técnicas para restaurações de um único dente, cada uma com as suas vantagens e desvantagens:

1. Restauração aparafusada diretamente sobre o Diskimplant, quando a espessura gengival é inferior a 4 mm, ou sobre um pilar transgengival cilíndrico de titânio Monobloc

2. Restauração cimentada num pilar hexagonal de duas peças que é aparafusado diretamente no Diskimplant ou num pilar Monobloc cilíndrico transgengival.

Em áreas cosmeticamente exigentes, onde a espessura gengival é inferior a 4 mm, a restauração pode ser preparada diretamente sobre o implante. Se a emergência do implante for vestibular ou incisal, está indicada a tecnologia cimentada. A decisão final depende da posição do implante, da oclusão, da espessura gengival, da estética e do custo.

A. Restaurações aparafusadas de um único dente (conceito UCLA)

-Quando a espessura gengival é inferior a 3,5 mm, o conceito UCLA pode ser utilizado se a emergência do implante for oclusal ou lingual/palatina.

-Se a espessura gengival for ≥3,5 mm, pode ser preparada uma restauração de um único dente aparafusada num pilar Monobloc de titânio (PLM-3.5) colocado no topo do implante.

-A emergência do implante basal deve estar localizada no meio do cíngulo para incisivos e caninos.

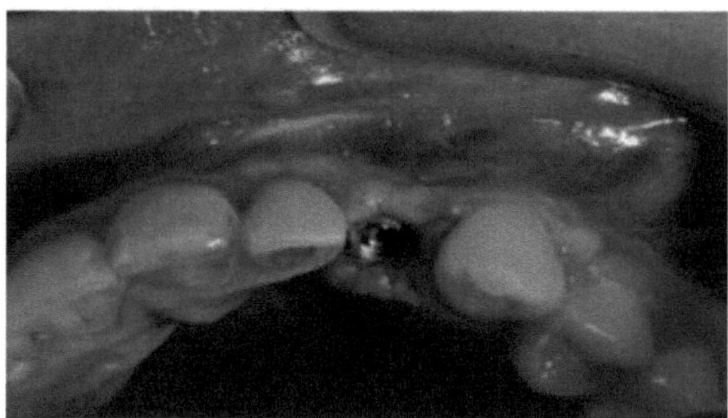

-Embora os parafusos oclusais possam ser visíveis e possa ocorrer um afrouxamento recorrente do parafuso se este não for reapertado 24 horas após a instalação, este tipo de restauração é fácil de recuperar e reparar.

-A anti-rotação é proporcionada pela conceção do perfil de emergência Moobloc (hexágono externo mais vedante cónico) e pela utilização de componentes protéticos adequados para unidades individuais.

I. **Moldagem** - A moldagem é efectuada com uma coifa de moldagem hexagonal de titânio maquinada, do tipo pick-upt, fixada por um parafuso de laboratório M1.4.

As coifas de impressão hexagonais proporcionam uma precisão máxima e um efeito anti-rotação devido à aderência por fricção.

-Também pode ser utilizada uma coifa de impressão "click-in", desde que o implante não esteja excessivamente angulado.

-Um análogo Monobloco é depois aparafusado ao conjunto que é entregue ao laboratório dentário

II. **Procedimento laboratorial**

A fase laboratorial para restaurações aparafusadas de um único dente diretamente sobre Diskimplants e sobre pilares Monobloc é a mesma para as técnicas de moldagem do tipo "click-in" e "pick- up".

Uma unidade de dente único pode ser fabricada utilizando uma coifa de unidade única de plástico fundível ou modificando uma coifa de impressão hexagonal. Estes componentes são fixados ao análogo Monobloc com o parafuso de laboratório M1.4.

O coping de plástico fundido para unidades individuais possui um hexágono para anti-rotação. Tem de ser encerado e sobrefundido para preparar um perfil de emergência adequado para o dente protético correspondente.

- Uma coifa de impressão hexagonal de titânio maquinada pode ser encurtada para preparar diretamente uma coroa de compósito relativamente barata.

O elemento protético de dente único é fixado com um parafuso de retenção M1.4 apertado manualmente a 10-15 Ncm.

III. **Parafusos M1.4**

-Os parafusos de retenção M1.4 dourados são recomendados para a fixação de coroas unitárias, uma vez que são fáceis de retirar em caso de fratura.

-Os parafusos de fixação de titânio devem ser utilizados com precaução devido ao risco de formação de uma solda fria.

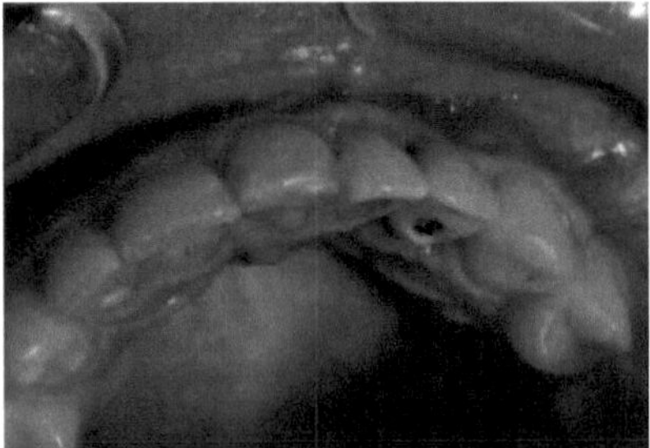

-Os longos parafusos de suporte M1.4 em titânio fornecidos com o Diskimplants podem ser cortados no laboratório dentário (1,5 mm a partir do nível oclusal) e utilizados para coroas unitárias provisórias sobre implantes ou pilares Monobloc.

-Todos os parafusos de fixação devem ser reapertados após 24 horas para evitar que se soltem.

B. Restaurações de dente único cimentadas

-Se a emergência do implante for vestibular, é indicada uma restauração cimentada num pilar UCLA personalizado e aparafusado.

- Dependendo da posição do implante e da espessura da gengiva, um pilar hexagonal de titânio maquinado pode ser aparafusado diretamente no implante basal ou num pilar transgengival PLM-3.5 colocado no topo do implante.

- A cimentação de um pilar hexagonal aparafusado diretamente no implante é indicada se a emergência do implante necessitar de correção do ângulo e a espessura gengival for inferior a 4 mm.

I. **Impressão**

-O pilar hexagonal pode ser deixado na boca e pode ser feita uma moldagem direta, tal como para um dente natural.

- Em alternativa, pode ser utilizada uma coifa de moldagem hexagonal para unidades de um só dente para efetuar a moldagem.

II. **Procedimento laboratorial**

-Se não for deixado um pilar hexagonal na boca, o laboratório de prótese dentária pode utilizar um pilar hexagonal maquinado ou fabricar um pilar utilizando uma coifa de unidade única de plástico fundido.

-Esta coifa deve ser remodelada, encerada e sobreposta; a unidade final deve ser aparada e altamente polida de modo a obter um perfil de emergência adequado para o dente final.

-O técnico dentário prepara então a coroa de cerâmica unitária para ser cimentada diretamente no pilar hexagonal aparafusado ou no pilar personalizado.

-Devem ser utilizadas três ou quatro camadas de espaçador de coto para dar espaço ao cimento resinoso que absorve os choques durante a função e a parafunção.

III. **Cimentação**

Recomenda-se a utilização de Duralay ou de um cimento de resina para fixar a coroa unitária ao pilar.

-A ranhura do parafuso de retenção do pilar deve ser protegida com cimento temporário sem eugenol ou uma pastilha de Teflon™.

-Para eliminar o ar retido durante a cimentação, o técnico deve preparar um canal de fuga para o cimento resinoso (aprox. 1 ou 2 mm de diâmetro) no lado lingual da coroa e outro canal de escape no pilar aparafusado correspondente.

As duas aberturas do canal estão alinhadas para criar um pino de resina contínuo através do cíngulo da coroa única e através do pilar hexagonal aparafusado.

IMPLANTES ZIGOMÁTICOS

Foram concebidos para fornecer suporte imediato para uma prótese fixa em pacientes edêntulos e parcialmente edêntulos que sofrem de atrofia grave do maxilar. Os implantes Straumann Zygomatic são extra-longos para permitir a ancoragem óssea no osso zigomático e têm um ângulo de cabeça de 55°. São fabricados em titânio biocompatível, comercialmente puro, UFG (ultrafine-grained) de grau 4 (ASTM F67 e ISO 5832-2, UTS ≥ 900MPa) e estão disponíveis numa vasta gama de comprimentos, de 30 a 55 mm, para responder à variedade de anatomias e défices ósseos dos doentes. A região distal roscada dos implantes tem uma superfície rugosa para ancoragem óssea, enquanto a superfície mesial e o ápice têm uma superfície maquinada lisa. Os implantes são fornecidos pré-montados num suporte de fixação.

Os implantes zigomáticos Straumann são adequados para carga imediata quando se consegue uma boa estabilidade primária e com carga oclusal adequada. Quando é efectuado um procedimento zigomático tradicional (1 implante zigomático colocado em cada osso zigomático), os implantes zigomáticos Straumann são normalmente utilizados no maxilar em conjunto com, pelo menos, 2 implantes regulares adequados para carga imediata (como o Straumann BLX).

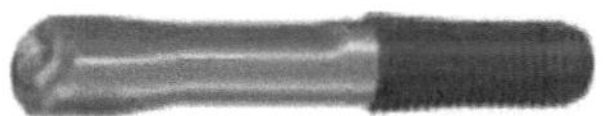

Straumann Zygomatic Implant, ZAGA™ Flat ZAGA™ Round

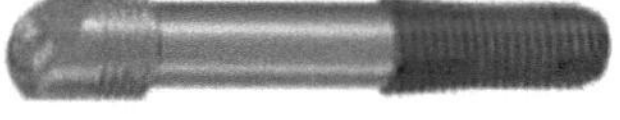

Straumann Zygomatic Implant,

INDICAÇÕES DO SISTEMA DE IMPLANTE ZIGOMÁTICO

-Concebida para ser implantada na arcada superior do maxilar para fornecer suporte a próteses dentárias fixas em pacientes com maxilar parcial ou totalmente edêntulo.

-Para carga imediata quando se consegue uma boa estabilidade primária e com carga oclusal adequada.

- Pacientes completamente desdentados com atrofia maxilar grave.

-Suporte maxilar posterior em pacientes completamente desdentados com pneumatização sinusal significativa e reabsorção grave do rebordo alveolar posterior.

-Combinado com dois a quatro implantes axiais maxilares anteriores.

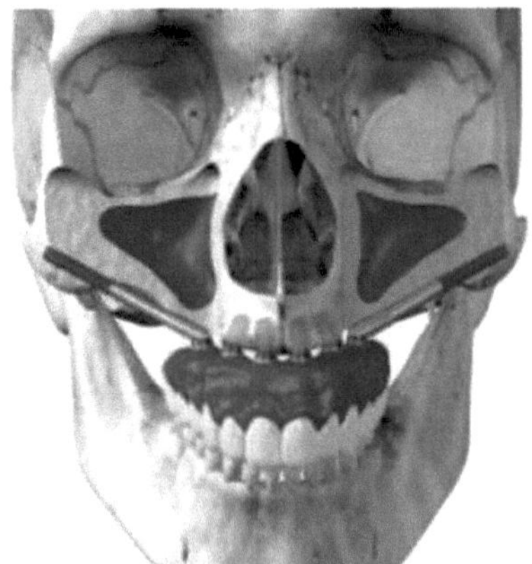

Fig. Procedimento zigomático bilateral com 4 implantes regulares

CONTRA-INDICAÇÕES DO SISTEMA DE IMPLANTE ZIGOMÁTICO

1. **Contra-indicações absolutas**

- Uma abertura bucal restrita que não permite a instrumentação.

- Incapacidade do doente para tolerar a anestesia.

- A presença de caraterísticas patológicas maxilares ou zigomáticas.

2. **Contra-indicações relativas**

- Caraterísticas patológicas do seio maxilar ativo.

- Sinusite crónica.

- A utilização de bifosfonatos e radiação.

DIRECTRIZES GERAIS PARA IMPLANTES ZIGOMÁTICOS

-Osso suficiente na zona 1 para dois a quatro implantes axiais e falta de osso bilateral nas zonas 2 e 3. Normalmente, são distribuídos dois a quatro implantes convencionais no maxilar anterior mais um implante zigomático em cada lado pré-molar/molar.

-Osso suficiente na zona 1 e falta de osso nas zonas 2 e 3 num só lado. É colocado um único implante zigomático e são colocados implantes convencionais no maxilar anterior e no lado oposto ao implante zigomático.

- Osso inadequado na zona 1 e osso puro adequado nas zonas 2 e 3. Um implante zigomático anterior, juntamente com implantes convencionais posteriores, pode resolver o problema.

-Falta de osso nas três zonas do maxilar. Podem ser utilizados quatro implantes zigomáticos para a reabilitação.

- Osso inadequado nas zonas 1, 2 ou 3 num paciente parcialmente edêntulo. Recomenda-se a colocação de três implantes para suportar uma prótese parcial; a utilização de um implante zigomático em pacientes parcialmente edêntulos requer mais validação clínica antes de se poder defender a sua utilização generalizada.

- Uma solução de emergência para pacientes em que os implantes convencionais e/ou o procedimento de aumento do osso maxilar falharam.

ARMAMENTO ESPECIALIZADO

O armamentário especializado2 (Nobel Zygoma System; Nobel Biocare, Kloten, Suíça;) inclui o seguinte:

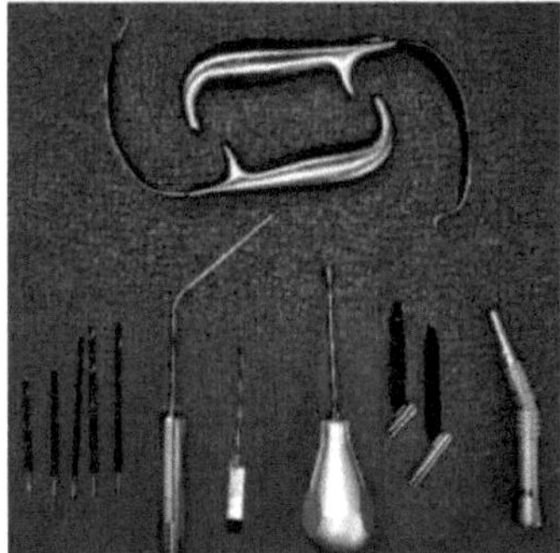

Implantes zigomáticos: disponíveis em 8 comprimentos e 2 angulações (0^0 e 45)^0

-Um implante 0^0 permite a escolha de vários ângulos de pilar e pode alcançar uma posição mais vestibular Comprimento em incrementos de 2,5 mm disponível de 30 a 52,5 mm.

- Várias opções de pilar disponíveis com angulações de 0 a 60^0

- Retractores Zygoma -Brocas específicas para implantes Zygoma

- Medidor de profundidade Zygoma

-Peça de mão angular para implantes dentários cirúrgicos ou contraangulares

-Guia cirúrgico, se planeado

Recomenda-se a disponibilidade de, pelo menos, 2 implantes de cada comprimento.

PASSOS

1. incisão/exposição

-Anestesia geral ou sedação intravenosa se existir uma abertura máxima interincisal adequada e se o doente for candidato a anestesia em consultório.

-A incisão na crista deve ser posicionada ligeiramente para o lado palatino, com incisões verticais posteriores de libertação bilateralmente.

O nervo infraorbitário deve ser identificado e o aspeto inferior-lateral dos rebordos orbitais deve ser exposto.

- Técnica intra-sinusal: Criar uma janela ou fenda sinusal de 5 X 10 mm para acesso e visão direta da trajetória do implante para proteger a mucosa do seio, reflectindo-a medialmente.

- Técnica de extrassinus: A osteotomia deve ser iniciada no corpo do zigoma com um pequeno alívio no aspeto palatino do maxilar no local planeado para a emergência do implante.

2. osteotomia (técnica extra-sinusal) - preferível

- Começar pelo local do implante zigomático posterior.

Iniciar a preparação na face palatina da região do segundo pré-molar/primeiro molar com uma broca redonda (2000 rpm no máximo).

- Pode então ser criado um canal ao longo da parede do seio para ajudar na orientação da broca.

- Em seguida, é utilizada uma broca redonda para iniciar a preparação do corpo do zigoma.

Deve ter-se o cuidado de direcionar todas as brocas para a incisura do zigoma para evitar uma perfuração inadvertida na órbita.

-Podem ser utilizados protectores de broca para proteger os tecidos moles durante a realização da osteotomia.

-Com o retractor do zigoma no lugar, comece com a broca de 2,9 mm e prossiga bicorticalmente através do zigoma e, em seguida, utilize a broca de 3,5 mm de diâmetro.

- Utilizar o medidor de profundidade do zigoma para determinar o comprimento do implante necessário.

-O local do implante anterior pode então ser preparado, geralmente na região dos caninos maxilares. Angulação divergente para o implante posterior com o ápice mais cefálico em posição (geralmente um implante mais longo).

3. colocação de implantes

- Desapertar e voltar a apertar o pilar de transferência.

-Colocar o implante com uma chave manual até que o ápice seja inserido no zigoma, com um binário mínimo de 35 Ncm. Nunca exceder 45 Ncm para evitar danos no implante ou no osso Assegurar que a emergência da crista do implante é ideal para o acesso à restauração antes de remover o pilar de transferência.

-Colocar o parafuso de cobertura ou o pilar multiunidades.

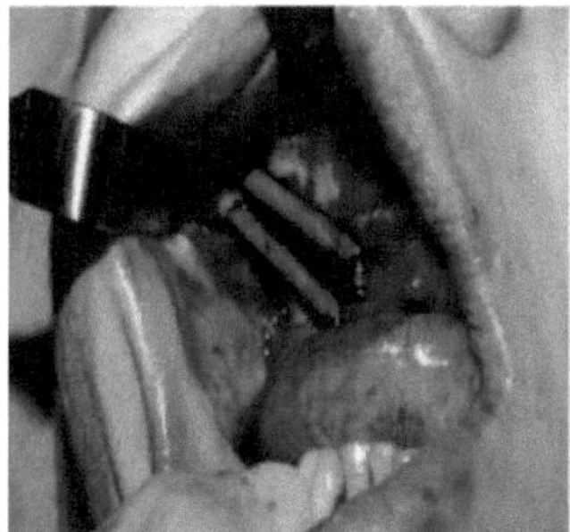

Fig. Colocação intra-operatória de implantes no zigoma

4. cuidados pós-operatórios

Efetuar uma radiografia Panorex pós-operatória ou CBCT.

- Pode ser colocada uma restauração provisória imediata ou uma prótese definitiva diferida, uma vez descoberta, após 4 a 6 meses.

-Para provisionalização imediata: o paciente deve ser enviado ao dentista restaurador para prótese fixa imediata no dia da cirurgia ou no dia seguinte.

-Após 6 meses de osseointegração, a prótese definitiva pode ser fabricada.

-É imperativo que as restaurações sejam fixadas por parafusos para proporcionar a estabilização transversal da arcada dos implantes.

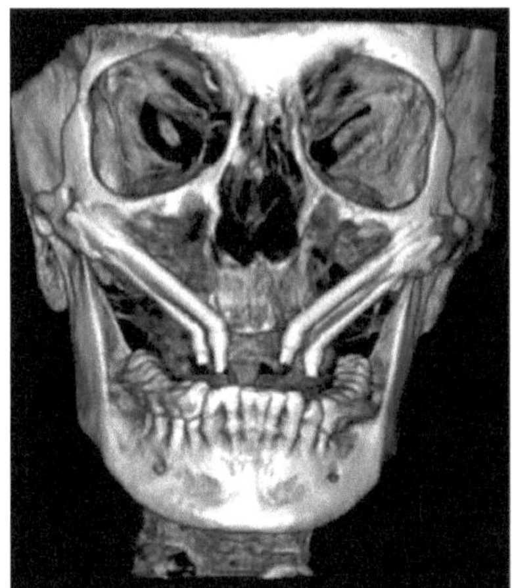

Fig. Tomografia computorizada de feixe cónico pós-operatória

FASE PROTÉTICA

-Durante a fase protética, é preferível que o paciente esteja totalmente consciente e que as impressões sejam efectuadas apenas algumas horas após a cirurgia.

-As impressões também podem ser efectuadas enquanto o doente está inconsciente (sob anestesia geral), mas é mais difícil do ponto de vista técnico.

-As coifas de impressão são fixadas aos implantes ou pilares, e a guia cirúrgica transparente pode ser utilizada para a transferência da impressão, colocação e união por meio de resina acrílica de padrão GC de uso geral.

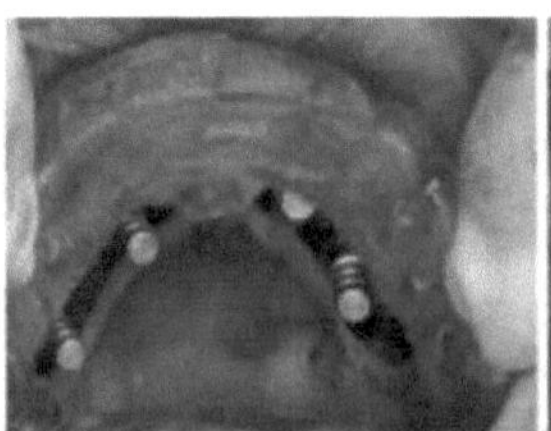 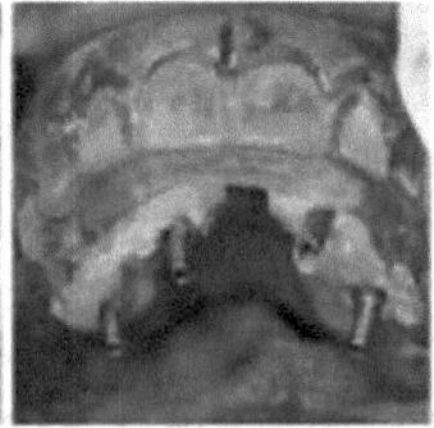 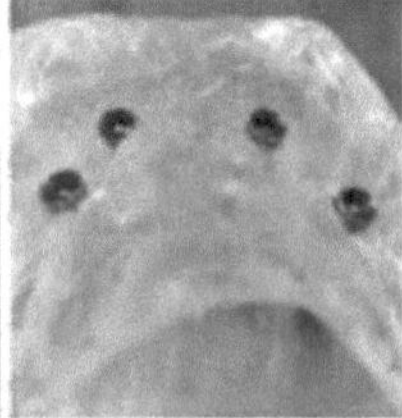

Fig. Tirar impressões utilizando a guia cirúrgica

-O mesmo guia é utilizado para registar a relação cêntrica e outras relações maxilomandibulares pertinentes.

-Uma vez obtido um registo inter-oclusal e fixada a guia, o espaço entre as coifas de impressão e a guia cirúrgica é preenchido com silicone fluido.

-Logo que o material tenha endurecido, as coifas são removidas em conjunto com a guia e os pilares transepiteliais são cobertos com tampas de proteção.

-A prótese provisória é fabricada da forma convencional, moldando um modelo e ligando análogos de laboratório.

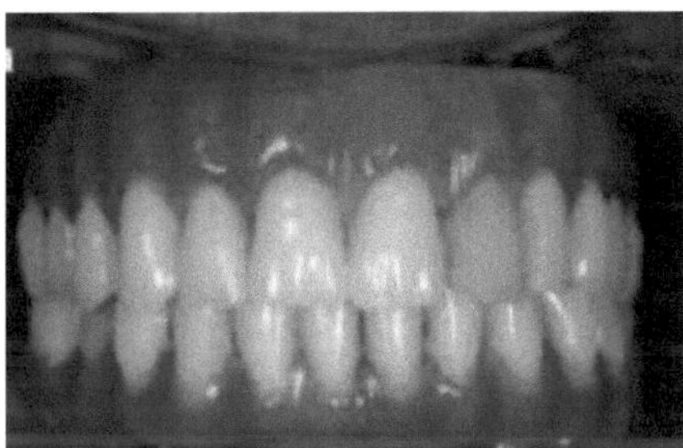

Fig. Prótese provisória

-Seis meses após a cirurgia de implantes, o paciente é reavaliado, verificando a osteointegração dos implantes e a cicatrização dos tecidos moles antes de avançar para o fabrico da prótese definitiva.

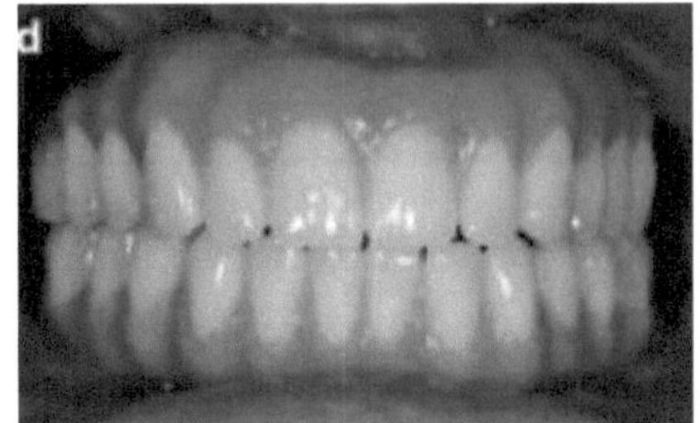

Fig. Prótese definitiva

CONCLUSÃO

Os três tipos mais comuns de implantes dentários são o endósteo, o subperiosteal e o zigomático. O método endosteal é o mais comum e seguro. O subperiosteal vem a seguir e o zigomático é o mais complicado.

Os implantes endósteos são utilizados para fixar objectos e assemelham-se a parafusos. Colocam algo no interior do maxilar onde a prótese será colocada. Para que a maioria dos pacientes se qualifique, o pilar deve ser capaz de se fundir a um maxilar saudável e sólido. Assim que a ferida estiver cicatrizada, os dentes artificiais podem ser fixados ao implante de forma a corresponderem aos dentes naturais. Se a ideia de ter algo implantado no seu maxilar o incomoda, talvez esteja mais interessado no segundo implante mais comum.

Os implantes subperiosteais são implantados cirurgicamente fora do osso maxilar. Ficam sobre o osso mas por baixo das gengivas. Os dentes falsos são fixados a pilares que partem das gengivas. Sob a gengiva encontra-se uma estrutura metálica com um pilar. À medida que a gengiva cicatriza à sua volta, a estrutura mantém-se no lugar. Este procedimento é efectuado se o doente não tiver osso maxilar suficiente para um implante ou não quiser submeter-se a uma cirurgia oral de grande porte para adicionar osso à área. Se isto se aplica a si, o implante seguinte pode ser uma boa escolha.

Os implantes zigomáticos são colocados no osso da bochecha e não no maxilar do paciente. Os implantes zigomáticos são parte integrante da reabilitação dentária de pacientes com atrofia maxilar grave e de pacientes com defeitos pós-ablativos e pós-traumáticos. Oferecem uma técnica previsível sem enxertos para restaurar a maxila edêntula num único procedimento.

O enxerto para tratar maxilares severamente reabsorvidos é atualmente o procedimento "padrão de ouro", mas foram relatadas na literatura taxas de insucesso de 10-30%. Os implantes zigomáticos têm, em muitos casos, mostrado melhores resultados clínicos em comparação com o enxerto ósseo e representam um possível novo procedimento "padrão ouro" no osso maxilar comprometido. Os critérios de sucesso dos implantes zigomáticos diferem dos critérios dos implantes convencionais porque a avaliação correta da perda óssea da crista apresenta problemas de medição. Em vez disso, os autores actuais sugerem o seguinte: uma abordagem de tomografia computorizada de feixe cónico para avaliar se os seios nasais estão saudáveis; um questionário clínico em que podem ser dadas respostas "sim" e "não"; avaliação da deiscência de tecidos moles numa escala de classificação de quatro pontos com base nas fotografias obtidas; e avaliação do sucesso protético com base no posicionamento final do implante zigomático em relação ao centro da crista alveolar na dimensão horizontal

O procedimento de implante dentário de cada pessoa será muito provavelmente único. Um fator que pode ter impacto é o número de dentes que precisam de ser substituídos.

Devido à localização dos seios nasais, a colocação de implantes no maxilar superior é normalmente complicada. O cirurgião pode ter de efetuar um aumento do seio maxilar, um procedimento que eleva o pavimento dos seios maxilares para permitir o crescimento de mais osso para que o implante seja bem sucedido.

Algumas pessoas têm problemas nos ossos maxilares que as impedem de desenvolver osso suficiente para um implante. A elevação da gengiva para expor o osso malformado permite este objetivo. Isto fortalece o osso maxilar, permitindo a cirurgia de implante dentário. A área será reparada e reconstruída com osso ou com um substituto ósseo.

Historicamente, o tamanho de um implante era determinado principalmente pela altura, largura e comprimento do volume ósseo. Devido às limitações do canal mandibular e do seio maxilar, o dentista escolhia implantes mais compridos para a parte da frente da boca e implantes mais curtos para a parte de trás.

A largura do osso disponível também determina a largura do implante durante a cirurgia. Normalmente, é utilizado um implante de 4 mm.

Ao longo dos anos, têm sido propostas estratégias de tratamento com implantes dentários baseadas na biomecânica para reduzir as perturbações comuns relacionadas com o stress. O primeiro passo é planear a prótese. Isto inclui decidir se a substituição é permanente ou amovível, o número de dentes substituídos e a estética da prótese. Os factores de força do paciente são então aplicados à restauração para determinar a quantidade e o tipo de força aplicada. As principais colocações de implantes e a quantidade são então determinadas com base nos factores de força do paciente e na densidade óssea nos locais dos implantes. A densidade óssea é medida nos potenciais locais dos implantes. Por exemplo, se o doente estiver paralisado, o osso for menos denso ou existir um cantilever, o aumento da força nos pilares do implante resultará numa interface implante-osso mais tensa.

O tamanho do implante é o fator seguinte nesta estratégia de tratamento ideal. Uma abordagem abrangente ao tamanho global do implante dentário começa com a identificação das questões clínicas que devem ser abordadas. As preocupações estéticas sobre o tamanho do implante também são considerações importantes na avaliação.

Os implantes dentários destinam-se a transferir cargas para os tecidos vivos que os rodeiam. A gestão biomecânica da carga é determinada por dois factores: o tipo de força aplicada e a área de superfície funcional pela qual a carga é distribuída. A área de superfície ativa da prótese é diretamente proporcional ao tamanho do implante. Assim, os resultados clínicos necessários são alcançados através da combinação de conceitos científicos fundamentais, como a força e a área de superfície, com conceitos de engenharia.

Os implantes dentários são amplamente utilizados e considerados como uma das opções através das quais os dentes em falta são substituídos. São utilizados com êxito para substituir dentes unitários e múltiplos em falta, bem como um maxilar completamente desdentado.

A utilização de implantes dentários está a aumentar e é mais provável que os profissionais de medicina dentária vejam pacientes com restaurações/próteses suportadas por implantes. Por conseguinte, são necessários conhecimentos básicos sobre implantes dentários para o pessoal dentário.

Sabe-se que vários factores afectam o sucesso de qualquer sistema de implantes. Estes factores podem estar relacionados com caraterísticas locais, como a qualidade e a quantidade de osso. Outros factores estão relacionados com o método cirúrgico através do qual um implante é colocado ou com o sistema de implantes utilizado, como o comprimento e o diâmetro do implante. Além disso, os implantes dentários são afectados por doenças peri-implantares que, se não forem tratadas, podem provocar a falha do implante. Requer um acompanhamento contínuo, check-ups regulares e pode exigir intervenções profissionais, sendo o momento da intervenção vital.

O sucesso de qualquer restauração/prótese suportada por implantes depende da interação entre o paciente e o pessoal dentário. Por conseguinte, a manutenção de uma boa higiene oral e o compromisso de efetuar controlos regulares são da responsabilidade do paciente. Por outro lado, é da responsabilidade do pessoal dentário examinar os implantes e as restaurações/próteses clínica e radiograficamente. É também da responsabilidade do dentista demonstrar e educar o doente sobre como cuidar do implante e adaptar as visitas de controlo de acordo com as necessidades do doente.

Não são raras as falhas mecânicas associadas a restaurações/próteses suportadas por implantes, como o afrouxamento ou fratura de parafusos, lascamento de facetas de porcelana e fratura da superestrutura.

A perda de retenção da sobredentadura suportada por implantes é um achado clínico comum que pode levar o paciente a procurar tratamento. Por outro lado, a acumulação de placa bacteriana e a hiperplasia da mucosa no local per-implantar não levam necessariamente o doente a procurar tratamento.

Consequentemente, é necessária uma avaliação profissional para descobrir tais condições. Para tal, são necessárias consultas de revisão e check-ups que permitam ao pessoal dentário intervir no momento oportuno e salvar o implante e a sua restauração/prótese. Por conseguinte, o pessoal dentário deve estar preparado e apto a diagnosticar e a lidar com estas complicações e a encaminhar os doentes quando necessário.

REFERÊNCIAS

1. Sykaras et al; Materiais, desenhos e topografias de superfície de implantes: O seu efeito na osseointegração. Uma revisão da literatura: Int J Oral Maxillofac Implants; 2000; 15:675-690.

2. Richard Palmer; Introdução aos implantes dentários: British Dental Journal, volume 187, no. 3, 14 de agosto de 1999.

3. Muley N, Prithviraj DR, Gupta V Evolução da ligação externa e interna do implante ao pilar. Int J Oral Implantol Clin Res 2012;3(3):122-129.

4. Abuhussein H, Pagni G, Rebaudi A, et al. O efeito do padrão de rosca na osseointegração do implante. Clin Oral Implants Res. 2010; 21(2):129-36.

5. Steigenga JT, al-Shammari KF, Nociti FH,et al. Desenho de implantes dentários e a sua relação com o sucesso dos implantes a longo prazo. Implant Dent. 2003;12(4):306-17.

6. Weber HP, Buser D, Fiorellini JP, et al. Avaliação radiográfica dos níveis de crista óssea adjacentes a implantes de titânio não submersos. Clin Oral Implants Res. 1992;3(4):181-8.

7. Fernandez-Formoso N, Rilo B, Mora MJ, et al. Avaliação radiográfica da manutenção do osso marginal à volta do implante ao nível dos tecidos e do implante ao nível do osso: um ensaio aleatório controlado. Um seguimento de 1 ano. J Oral Rehabil.2012;39(11):830-7.

8. Hermann JS, Buser D, Schenk RK, et al. Alterações da crista óssea em redor de implantes de titânio. Uma avaliação histométrica de implantes submersos e não submersos sem carga na mandíbula canina. J Periodontol.2000,71(9):1412-24.

9. Pilliar RM, Deporter DA, Watson PA, et al. Dental implant design- effect

on bone remodeling. J Biomed Mater Res. 1991;25(4):467-83.

10. Baumgarten H,Cocchetto R,Testori T,et al. Um novo desenho de implante para preservação da crista óssea: observações iniciais e relato de caso.Pract Proced Aesthet Dent.2005;17(10)735-40.

11. Wohrle PS. Implante endósseo Bioroot. Patente dos EUA n.º 6,174,167. 16 de janeiro de 2001.

12. Hanggi MP, Hanggi DC, Schoolfield JD, et al. Alterações da crista óssea em redor de implantes de titânio. Parte I: Uma avaliação radiográfica retrospetiva em humanos comparando dois desenhos de implantes não submersos com diferentes comprimentos de colo maquinado. J Periodontol. 2005,76(5): 791-802.

13. Aparna IN, Dhanasekar B, Lingeshwar D, et al. Módulo da crista do implante: Uma revisão das considerações biomecânicas. Indian J Dent Res. 2012; 23(2):257-63.

14. Hansson SG, Holmen A. Dispositivo para utilização num sistema de implantes dentários. Patente dos EUA n.º 5.588.838. 31 de dezembro de 1996

15. Finger IM, Castellon P, Block M et al.A evolução das conexões externas e internas implante/pilar. Pract Proced Aesthet Dent. 2003;15(8):625-32.

16. Asvanund P, Morgano SM. Análise de tensão fotoelástica de conexões implante-pilar externas versus internas. J Prosthet Dent. 2011;106(4):266-71

17. Maeda Y, Satoh T, Sogo M. Diferenças in vitro das concentrações de tensão para ligações implante-pilar hexagonais internas e externas: uma

breve comunicação. J Oral Rehabil. 2006;33(l):75-8.

18. Balfour A, O'Brien GR. O'Brien. Estudo comparativo de pilares anti-rotacionais de um só dente. J Prosthet Dent. 1995;73(1):36-43.

19. Binon PP. A evolução e avaliação de duas interfaces de implantes com ajuste de interferência.Postgraduate Dent. 1996;3(1):3-l3.

20. Schar A, Grande V, Mundwiler U. Ligação entre um implante dentário e um pilar. Patente dos EUA n.º 6.663.388. 16 de dezembro de 2003.

21. Binon PP. O implante spline: desenho, engenharia e avaliação. Int J Prosthodont. 1996;9(5):419-33.

22. Coelho Goiato M, Pesqueira AA, Falcon-Antenucci RM, et al. Distribuição de tensões em próteses implanto-suportadas com conexões implante-pilar externas e internas. Ata Odontol Scand. 2013; 71(2):283-8.

23. Shenava A. Failure mode of implant abutment connections-an overview.IOSR J Dent Med Sci. 1(11):32-35.

24. Muley N, Prithviraj DR, Gupta V. Evolução da ligação externa e interna do implante ao pilar. Int J Oral Implantol Clin Res. 2012;3(3):122-9.

25. de Almeida F, Carvalho AC,Fontes M, et al. Avaliação radiográfica do nível ósseo marginal em torno de implantes hexagonais internos com plataforma comutada: uma série de relatos de casos clínicos.Int J Oral Maxillofac Implants. 2011;26(3):587-92.

26. Shetty M, et al. Ligação do pilar ao implante: Perspectivas biomecânicas. Nitte Univy J Health Sci. 2014;4(2):47.

27. Hong HC,Chang YM,Pan YH.A estabilidade do complexo implante-pilar com diferentes designs de ligação implante-pilar-Revisão da

literatura.Taiwan J Oral Maxillofac Surg. 2015;26(4):262-86.

28. Breeding LC, Dixon DL, Nelson EW, et al. Torque necessário para soltar parafusos de pilar de implante de dente único antes e depois da função simulada.Int J Prosthodont. 1993;6(5):435-9.

29. Norton MR. Avaliação das propriedades de soldadura a frio da interface cónica interna de dois sistemas de implantes disponíveis no mercado. J Prosthet Dent. 1999;81(2):159-66.

30. Khraisat A, Stegaroiu R, Nomura S, et al. Resistência à fadiga de dois designs de articulações implante/pilar. J Prosthet Dent. 2002;88(6):604-l0.

31. Prasad DK, Mehra D, Prasad AD. Avanços recentes, conceitos actuais e tendências futuras em implantologia oral.Indian J Oral Sci. 2014;5(2):55.

32. Muley N, Prithviraj DR, Gupta V. A evolução das ligações externas e internas dos pilares de implantes: Uma revisão. Int Dent Res. 2012;2(2):37-42.

33. Binon PP.O efeito do desajuste hexagonal implante/pilar na estabilidade da articulação do parafuso. Int J Prosthodont. 1996;9(2):149-60. Porca de doze pontas. Patente dos EUA 3,140,636, emitida a 14 de julho de 1964.

34. Boggan RS, Strong JT, Misch CE, et al. Influência da geometria do hexágono e da largura da mesa protética na resistência estática e à fadiga dos implantes dentários. J Prosthet Dent. 1999;82(4):436-40.

35. Davda LS, Davda SV. Implantologia: Factores cirúrgicos, radiológicos e mecânicos numa abordagem multidisciplinar. J Inter Dent. 2013;3(3):135-42.

36. Aloise JR Curcio R, Laporta MZ, et al. Fuga microbiana através da interface implante-pilar de implantes com cone Morse in vitro. Clin Oral Implants Res. 2010;21(3):328-35.

37. Hernigou P, Queinnec S, Flouzat Lachaniette CH. Cento e cinquenta anos de história do cone Morse: de Stephen A. Morse em 1864 às complicações relacionadas com a modularidade na artroplastia da anca. Int Orthop. 2013;37(10):2081-8.

38. Akga K, Cehreli MC, Iplikgoglu H. Avaliação das caraterísticas mecânicas do complexo implante-pilar de um implante de diâmetro reduzido com cone morse. Clin Oral Implants Res. 2003;14(4):444-54

39. Ferramenta de perfuração. Patente dos EUA 1,545,030, emitida a 7 de julho de 1925.

40. Norton MR. Avaliação das propriedades de soldadura a frio da interface cónica interna de dois sistemas de implantes disponíveis no mercado. J Prosthet Dent. 1999;81(2):159-66.

41. Messier RW. Princípios de Soldadura: Processos, Física, Química e Metalurgia. EUA: John Wiley & Sons;2008.

42. Mangano C, Mangano F, Piattelli A, et al. Avaliação clínica prospetiva de 307 implantes de ligação cónica morse de dente único: um estudo multicêntrico.Int J Oral Maxillofac Implants.2010;25(2):394-400.

43. Merz BR, Hunenbart S, Belser UC. Mecânica da ligação do pilar do implante: um cone de 8 graus comparado com uma ligação de junta de topo.Int J Oral Maxillofac Implants. 2000;15(4):519-26.

44. Bernardes SR, de Araujo CA, Neto AJ, et al. Análise fotoelástica dos padrões de tensão de diferentes interfaces implante-pilar.Int J Oral

Maxillofac Implants. 2009;24(5):781-9.

45. Porter SS.Platform switching: um novo conceito em implantologia dentária para o controlo dos níveis ósseos da crista pós-restauração. Dent. 2006;26:9-17.

46. Huang HL, Chang CH, Hsu JT, et al. Comparação dos desenhos do corpo do implante e dos desenhos roscados dos implantes dentários: uma análise de elementos finitos tridimensional. Int J Oral Maxillofac Implants. 2007;22(4): 551-62.

47. Petrie CS, Williams JL. Avaliação comparativa dos desenhos dos implantes: influência do diâmetro, comprimento e conicidade nas deformações da crista alveolar. Uma análise tridimensional de elementos finitos. Clin Oral Implants Res. 2005;16(4):486-94.

48. Lozada JL,Tsukamoto N, Farnos A, et al. Fundamentação científica para o protocolo cirúrgico e protético para implantes com carga imediata em forma de raiz no paciente completamente desdentado. J Oral Implantol. 2000;26(1):51-8.

49. Bidez MW,Misch CE. Biomecânica clínica em implantologia dentária. Dent Implant Prosthet. 2005;338-9.

50. Misch CE.Considerações sobre o desenho de implantes para as regiões posteriores da boca.Implant Dent. 1999;8(4):376-86.

51. Kohrs DW, Sand PM. Implante espinal lordótico. Patente dos EUA n.º 6.120.506. 19 de setembro de 2000.

52. Cameron HH,McTigheT.Técnicas de inserção e resultados com o componente acetabular roscado. Surgical Rounds. 1989;23.

53. Geng JP, Ma QS, Xu W, et al. Análise de elementos finitos de quatro configurações de forma de rosca num implante de parafuso escalonado.

J Oral Rehabil. 2004;31(3):233-9.

54. Steigenga J, Al-Shammari K, Misch C, et al. Efeitos da geometria da rosca do implante na percentagem de osseointegração e na resistência ao torque inverso na tíbia de coelhos. J Periodontol. 2004;75(9): 1233-41.

55. Orsini E, Giavaresi G, Trire A, et al. Passo da rosca do implante dentário e a sua influência no processo de osteointegração: um estudo comparativo in vivo.Int J Oral Maxillofac Implants. 2012;27(2):383-92.

56. Kong L, Hu K, Li D, et al. Avaliação da altura e largura da rosca do implante cilíndrico: uma análise tridimensional de elementos finitos. Int J Oral Maxillofac Implants. 2008;23(1):65-74.

57. Misch CE, Strong T, Bidez MW. Fundamentação científica para a conceção de implantes dentários. In: Misch CE (Ed). Contemporary Implant Dentistry, 3rd edition.St. Louis:Mosby;2008. pp. 200-29.

58. Ryu HS, Namgung C, Lee JH, et al. A influência da geometria da rosca na osseointegração do implante sob carga imediata: uma revisão da literatura. J Adv Prosthodont. 2014;6(6):547-54.

59. Abraão CM. Uma breve perspetiva histórica sobre implantes dentários, os seus revestimentos de superfície e tratamentos. Open Dent J.2014;8:50-5.

60. Cottrell RD. Implante dentário com múltiplos padrões de rosca. Patente dos EUA n.º US20120178048 A1. janeiro de 2011

61. Lee JH, Frias V, Lee KW, et al. Efeito do tamanho e forma do implante nas taxas de sucesso do implante: uma revisão da literatura. J Prosthet Dent.2005;94(4): 377-81.

62. Becker W, Dahlin C, Becker BE, et al.The use of e-PTFE barrier membranes for bone promotion around titanium implants placed into extraction sockets: a prospective multicenter study.Int J Oral Maxillofac Implants. 1994;9(1):31-40.

63. Fredrik E. Implante. Patente americana número US 20050089818 A1. 4 de outubro de 2002. 63. Lang NP, Lindhe J (Eds). Periodontologia Clínica e Dentisteria de Implantes, Conjunto de 2 volumes. EUA:John Wiley & Sons;2015.

64. Niznick GA. Implantes dentários endósseos incluindo um parafuso de cicatrização e um extensor de implante opcional. Patente dos EUA n.º 6.287.117. 11 de setembro de 2001.

65.Songer MN, et al. Sistema de conetor ósseo com caraterística anti-rotativa. Patente dos EUA nº 6,458,134. 1 de outubro de 2002.

66. Berrevoets GA, Kilpela TS, Korhonen FJ. Sistema de conectores ósseos com caraterística anti-rotativa. Patente dos EUA nº 6,517,543. 11 de fevereiro de 2003.

67.Singh A, Singh A, Vivek R, et al. Análise SEM e gestão de fratura de implante dentário. Case Rep Dent. 2013;2013:270385.

68.Sahiwal IG, Woody RD, Benson BW, et al. Morfologia de macro-design de implantes dentários endósseos. J Prosthet Dent. 2002;87(5):543-51.

69.Vlassis JM. Implante dentário. Patente dos EUA n.º 5.366.374. 22 de novembro de 1994.

70.Sahiwal IG,Woody RD, Benson BW, et al. Identificação radiográfica de implantes dentários endósseos não roscados. J Prosthetic Dent. 2002;87(5):552-62.

71. Saadoun, Andre P, e Marcel L. LeGalL[11] Clinical results and guidelines on Steri- Ossendosseous implants." International Journal of Periodontics & Restorative Dentistry 12.6 (1992).

72. Atieh RM. (2014). Ensaio de fadiga de pilares rectos e angulados num sistema de implantes dentários de elevado torque.

73. Jokstad A,Braegger U,Brunski JB, et al.Qualidade dos implantes dentários.Int Dent J. 2003;53(S6P2):409-43.

74. Ricci J, et al. Sistema de implante dentário com padrões de superfície microgeométricos repetitivos. Patente dos EUA n.º 6.419.491. 16 de julho de 2002.

75. Jemat A,Ghazali MJ, Razali M, et al. Modificações de superfície e seus efeitos em implantes dentários de titânio. Biomed Res Int. 2015;2015: 791725.

76. Filiaggi MJ, Coombs NA, Pilliar RM. Caracterização da interface no sistema de implante de revestimento de HA/Ti-6Al-4V pulverizado por plasma. J Biomed Mater Res. 1991;25(10):1211-29

77. Daculsi G. Conceito de fosfato de cálcio bifásico aplicado ao osso artificial, revestimento de implantes e substituto ósseo injetável. Biomaterials. 1998;19(16):1473-8.

78. Kohal RJ, Weng D,Bachle M, et al. Implantes de zircónia e titânio feitos à medida com carga apresentam uma osseointegração semelhante: uma experiência animal. J Periodontol. 2004;75(9):1262-8.

79. Buser D, Schenk RK, Steinemann S, et al. Influência das caraterísticas da superfície na integração óssea de implantes de titânio. Um estudo histomorfométrico em porcos miniatura. J Biomed Mater Res. 1991; 25(7):889-902.

80. de Groot K, Geesink R, Klein CP, et al. Plasma sprayed coatings of hydroxylapatite. J Biomed Mater Res. 1987;21(12):1375-81.

81. Staiger MP, Pietak AM, Huadmai J, et al. Magnésio e suas ligas como biomateriais ortopédicos: uma revisão. Biomaterials. 2006;27(9):1728-34. j

82. Kurt M, Kulunk T, Ural C, et al. O efeito de diferentes tratamentos de superfície em restaurações cimentadas suportadas por implantes. J Oral Implantol. 2013;39(1):44-51.

83. El-wassefy NA, Hammouda IM, Habib AN, et al. Avaliação da bioatividade de implantes de titânio anodizado. Clin Oral Implants Res. 2014;25(2):e1-9.

84. AllaMK,Ginjupalli K,Upadhya N,et al.Surface roughness of implants: a review.Trends Biomater Artif Organs. 2011;25(3):112-8.

85. Mangano F, Chambrone L, van Noort R, et al. Diret metal laser sintering titanium dental implants: a review of the current literature. Int J Biomater. 2014;2014:461534.

86. Mangano F, Pozzi-Taubert S, Zecca PA, et al. Restauração imediata de próteses parciais fixas suportadas por implantes de sinterização selectiva a laser de diâmetro estreito de peça única: um estudo prospetivo de 2 anos nos maxilares posteriores de 16 pacientes. Implant Dent. 2013;22(4): 388-93.

87. Aakarshan Dayal Gupta, Aviral Verma, Tanay Dubey, Saloni Thakur. Implantes basais osseointegrados: classificação e revisão. Revista Internacional de Investigação Médica Contemporânea 2017;4(11):2329-2335.

88. Patel K, Madan S, Mehta D, Shah SP, Trivedi V, Seta H. Implantes basais: Uma mais-valia para a reabilitação de maxilares e mandíbulas reabsorvidas atrofiadas - Um estudo prospetivo. Ann Maxillofac Surg 2021;11:64-9

89. Dantas, T.; Madeira, S.; Gasik, M.; Vaz, P.; Silva, F. Implantes análogos de raiz personalizados: Uma revisão dos resultados de ensaios clínicos e relatos de casos. Materiais 2021, 14, 2296

90. Polido WD, Machado-Fernandez A, Lin WS, Aghaloo T. Indicações para implantes zigomáticos: uma revisão sistemática. Int J Implant Dent. 2023 Jul 1;9(1):17.

91. Bedrossian E, Brunski J, Al-Nawas B, Kammerer PW. Implante Zygoma em função: princípios biomecânicos clarificados. Int J Implant Dent. 2023 Jun 22;9(1):15.

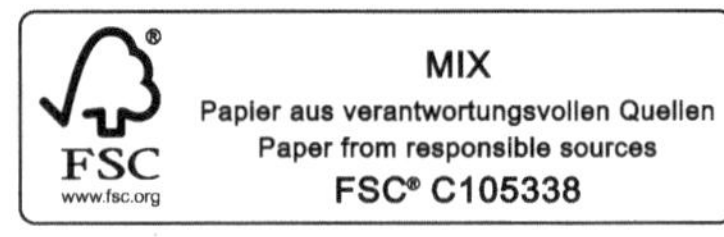

Printed by Books on Demand GmbH, Norderstedt / Germany